Grundlagen des

Integrativen Pflegekonzepts

IPk

Maria Riedl

Grundlagen des
Integrativen Pflegekonzepts

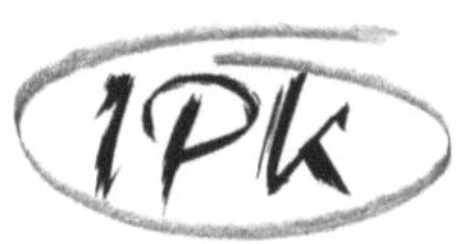

Bibliografische Information der Deutschen Bibliothek:
Die Deutsche Bibliothek verzeichnet diese Publikation in der
Deutschen Nationalbibliografie; detaillierte bibliografische Daten
sind im Internet über <http://dnb.ddb.de> abrufbar.

Herstellung und Verlag: Books on Demand GmbH, Norderstedt.
Dieses Buch wurde im On-Demand-Verfahren hergestellt.

ISBN 3-8334-4566-1

Inhaltsverzeichnis

1. Vorwort

Was erwarten Sie von einem Pflegekonzept? Wenn Sie wie ich im Pflegeberuf engagiert Menschen betreuen, könnte Ihre Wunschliste etwa so aussehen:

- Das Pflegekonzept ist in der Pflegepraxis gut anwendbar,

- wissenschaftlich gründlich fundiert,

- aktuell, innovativ und spannend,

- in der Pflegepraxis erfolgreich erprobt.

- Es ist einfach zu erlernen und anzuwenden,

- kann den individuellen Zustand eines Patienten beschreiben,

- es ist an einer Zielgruppe orientiert,

- bietet symptomspezifische Hilfe bei Erkrankungen des Alters,

- ist angepasst an den erlaubten Tätigkeitsbereich,

- in vielen Bereichen der Pflege anwendbar.

- Es gibt einen Überblick über alle Elementarfunktionen der Psyche,

- sieht die körperlichen Lebensbereiche mit den psychischen Funktionen vernetzt,

- bindet biografisches Arbeiten in die Pflege ein,

- versteht Dialog und Interaktion als wichtige Elemente der Pflege.

- Es belegt mit seiner Pflegediagnostik die Professionalität des Pflegeberufs.

Das Integrative Pflegekonzept ist in zwanzigjähriger Praxis in der Pflege von alten Menschen entstanden. Die eigene Erfahrung, Forschungsarbeit und der Austausch mit BerufskollegInnen in Vorträgen und Fortbildungen ergeben ein Konzept, das die genannten Anliegen erfüllt.

Ich übergebe dieses Buch all denen, die seit Jahren darauf warten sowie allen, die jetzt das Integrative Pflegekonzept kennenlernen und anwenden wollen.

Maria Riedl

2. Meine berufliche Geschichte

Heute kann ich für meine Schüler und Schülerinnen die **Betreuung und Begleitung alter Menschen** so interessant unterrichten, dass einige im Praktikum begeistert werden von der Arbeit im Seniorenheim und sich nach der Diplomierung dort bewerben. Als Lehrerin für Gesundheits- und Krankenpflege gebe ich praktische Anleitung für SchülerInnen in drei Seniorenheimen, einer Behinderteneinrichtung und einer Gerontopsychiatrie.

Als ich im September 1970 meinen Weg in die Pflege begann, galt die Altenpflege noch als wenig attraktiv. Mit 16 Jahren trat ich als Vorschülerin bei den Luisenschwestern in Salzburg ein, um ein Jahr lang auf die Pflegeausbildung vorbereitet zu werden. Diesem Jahr folgten drei erfolgreiche Jahre in der allgemeinen Krankenpflegeschule und ich konnte 1974 diplomieren. Anschließend bekam ich eine Stelle im Operationssaal der Augenklinik zugewiesen.

1975 folgte ich einem Angebot als Sprechstundenhilfe in eine Praxis für Allgemeinmedizin in meinem Wohnort Bischofshofen. Es wurden neun sehr lehrreiche Jahre. Rückblickend war es eine Zeit, die mich persönlich sehr formte. In der Ordination wurde ich durch meinen damaligen Chef mit Biografiearbeit konfrontiert, um die Reaktionen von Patienten besser zu verstehen.

Beruflich konnte ich mich in der Arztpraxis in vielen Themen besonders entwickeln. In einem Zweierteam war mein Wissen und Engagement gefordert. In den letzten Jahren in der Praxis kam aber immer öfter die Sehnsucht nach der Pflege, meinem eigentlichen Beruf.

In der Arztpraxis machte ich die Erfahrung, dass vorwiegend am Freitag alte Menschen aus dem Krankenhaus entlassen wurden, wenn weder Hausarzt noch Hilfen zur Verfügung standen. Es war also kein Zufall, dass ich mich für eine Stelle im Bereich der Altenpflege umschaute. 1984 war es relativ einfach, eine Stelle in diesem Bereich zu finden. In den Landeskliniken Salzburg, in der psychiatrischen Außenstelle der Sonderpflege in St. Veit, war mein Start.

Mit Topwissen aus der Praxis kam ich mir bald unterfordert vor. Ich wollte zwar einerseits betagte Menschen betreuen, wollte andererseits mein Fachwissen aus der Praxis nicht verlieren. Mein Zugang zur Altenpflege war in dieser Zeit nämlich rein medizinisch orientiert, so kam es zum Veränderungswunsch.

1985 ließ ich mich an die **Interne Abteilung** des Landeskrankenhauses St. Veit versetzen. Es wurde eine besondere Herausforderung. Die Abteilung hieß zwar Interne Abteilung, war aber mit einer Akutabteilung nicht zu vergleichen. Auf der Station waren vierundzwanzig systemisierte Betten eingerichtet. Die **Patienten sehr hohen Alters** kamen zum Großteil aus diversen Fachstationen des Akutbereiches. Sie bekamen bei uns die Chance, für die Entlassung nach Hause vorbereitet zu werden.

Einige Patienten mussten bei uns auf einen Heimplatz warten, es war zur damaligen Zeit nicht selten, dass Patienten drei Monate oder länger an der Abteilung lagen. Ich wusste bald, das war die Patientengruppe, die ich pflegen wollte.

Doch schon nach kurzer Zeit merkte ich, dass mein Fachwissen bei weitem nicht ausreichte. Wir hatten an der Station nämlich nicht vorwiegend rüstige Senioren, sondern überwiegend Menschen im hohen Alter, denen die Einweisung in ein Krankenhaus aufgrund von Anpassungsproblemen mehr Probleme machte als die Einweisungsdiagnose selbst. An der Abteilung waren besonders viele Menschen mit **Desorientiertheit und Verwirrtheit**.

Ab dem Jahr 1986 zeigte dann mein eigener Vater, damals 70-jährig, ähnliches Verhalten wie die meisten Patienten der Station. In der gewohnten Umgebung daheim war er für meine Mutter auffällig durch besondere Sturheit, wie sie das nannte, aber in fremder Umgebung fand er sich immer schwerer zurecht und zeigte Verhalten, das für die gesamte Familie befremdlich war. Ich suchte Rat und Wissen für meine Arbeit in St. Veit, aber auch für den Privatbereich.

Inzwischen machte ich die Sonderausbildung zur Stationsleitung und hoffte dabei auf Fachvorträge für meine Anliegen. Leider nein, es war noch nicht die Zeit der Altenpflege.

Es folgte der nächste Zufall. In der Krankenpflegeschule Schwarzach im Pongau suchte man eine **Vortragende für die Geriatrische Pflege**. Ich nahm dieses Angebot wahr und begann meinen Unterricht vorzubereiten. Durch Literaturrecherchen wurde ich auf den psychiatrischen Krankenpfleger Erwin Böhm aufmerksam. Sein Buch zeigte mir einen neuen Weg in der Pflege von alten Menschen auf. Seine Ideen, Übergangspflege und Neuorientierung, lösten in der damaligen Zeit eine Veränderung in der Pflege aus. Nach dem ersten Praktikum bei Böhm in der Wiener Psychiatrie auf der Baumgartnerhöhe wusste ich, das wird mein Weg, wenn ich es schaffe, die Ideen für die allgemeine Pflege zu verändern.

Zuhause in St. Veit kamen die Ideen nur mäßig an. Einerseits waren die Kollegen meiner Station begeistert, andererseits war die Leitung der Pflege nicht sicher, ob man Ideen aus der Wiener Psychiatrie in der allgemeinen Pflege umsetzen kann.

Die Pflege auf unserer Station wurde umgestellt. Wir versuchten so gut es in einem Krankenhaus ging, die Tagesstruktur an die Patienten anzupassen. Die Patienten wurden so aktiv wie möglich gehalten. Es folgten gezielte Überlegungen, wie die Biografie unserer Patienten sich auf das Verhalten im Alter auswirkt. Wir entwickelten Anpassungshilfen durch Orientierungstraining.

Die ersten Erfolge zeigten sich. Plötzlich sahen wir das Verhalten Betagter als logisches Verhalten bedingt durch das Erlebte von Damals. **Alte Menschen fanden sich auf der Station durch Orientierungstraining besser zurecht.** Desorientiertheit und Verwirrtheit wurden seltener.

Ich arbeitete mit Böhm sehr eng zusammen, wir gründeten den Verein AGPK, um die Ideen weiter zu verbreiten. Aus anfänglichen Impulsreferaten wurden Kursreihen zur so genannten Böhmpflege.

Durch meine Arbeit als Stationsleitung verbreiteten sich die Ideen sehr schnell, die Exkursionen und Einladungen in Schulen und zu Kongressen wurden zahlreich. So war die Anerkennung im In- und Ausland bald merkbar.

1994 wurde meine Station vom Bundesland Salzburg als Modellstation für reaktivierende Pflege ausgezeichnet. Die meisten Patienten konnten rehabilitiert werden, die Verweildauer war markant kürzer geworden.

1996 beschloss ich, den **Hochschulllehrgang für Lehrendes Pflegepersonal** an der Universität Salzburg zu absolvieren. Ich nützte die Zeit für eine Forschungsarbeit: „Die Effizienz der Böhmpflege."

Nach Abschluss meiner Ausbildung nahm ich die Stelle als **Lehrerin für Gesundheits- und Krankenpflege** in der Schule in Schwarzach im Pongau an. Es war eine besondere Chance durch das Gesundheits- und Krankenpflegegesetz 1997 entstanden. Die Fächer Geriatrie, Pflege von alten Menschen und Hauskrankenpflege wurden mir angeboten. Der praktische Auftrag war, mit vier Heimen zusammen zu arbeiten, um die Schüler praktisch anzuleiten.

2002 übernahm ich den gemeinnützigen Verein AGPK. 2003 endete die Zusammenarbeit mit Erwin Böhm. Mein Dank gilt ihm für seinen Anstoß zum Umdenken, zur Neuorientierung.

Aufgrund **meiner eigenen Entwicklung für die Allgemeine Pflege** benannte ich 2005 das Pflegekonzept auf Anraten von Prof. Petzold: **„Das integrative Pflegekonzept"**. Das integrative Pflege-konzept ist als Internationale Marke eingetragen, somit sind meine Erfahrungen gut geschützt.

Ich möchte dieses Buch meinem Vater widmen, der mit der Krankheit Alzheimer sechzehn Jahre lang lebte und 2002 zu Hause verstarb.

Meinem Mann Lothar danke ich für die Begleitung und Unterstützung in den Jahren meiner Weiterentwicklung.

Dem engagierten Pflegeteam der internen Abteilung Parterre im Landeskrankenhaus St. Veit danke ich, dass es mich bei meinem Vorhaben, Änderungen in der Altenpflege zu bewirken, tatkräftig unterstützt hat. Von 1989 bis 1998 kämpften wir gemeinsam für jeden einzelnen alten Menschen. Durch gelungene Rehabilitation oder durch besseres Verstehen mit Biografiearbeit konnten wir bei vielen Betagten die individuelle Situation verbessern.

Danke besonders an Erna Haselsteiner, Gottfried Kendelbacher, Marianne Haslinger, Rosmarie Steinberger, Marlies Auer, Christine Wachek-Hess und Petra Radl. Die genannten Kollegen unterstützten meine Ideen tatkräftig und motivierten mich über viele Jahre, an der Idee zu bleiben.

Im Buch verwende ich für Personen die männliche Schreibweise und schließe die weibliche mit ein. Ich spreche von Klienten, Patienten, Bewohnern und Kunden und impliziere damit verschiedene Anwendungsbereiche des Konzeptes.

3. Die Entwicklung des integrativen Konzeptes

3.1 Meine ersten Versuche auf einem neuen Weg

Nicht versorgen, sondern rehabilitativ pflegen, die Gefühlsebene berücksichtigen, zum Aktivhalten Motive aus der Vergangenheit finden, Hilfen zur Anpassung geben, Ressourcen nützen, nicht zusätzliche Pflegeschäden durch das Helfersyndrom erzeugen und sobald wie möglich nach Hause, so lautete der Appell von Böhm aus der Übergangspflege. (Böhm 1991, S.19-59)

Meine ersten praktischen Erfahrungen wurden 1989 gestartet. Selbst gebastelte Orientierungshilfen waren der Anfang. Die Erfüllung der Lebensaktivitäten wurde nach vielen Diskussionen mit dem Team anders gesehen und verändert. Wir pflegten nicht mehr nur Defizite, sondern wir förderten und forderten die Ressourcen der Betagten.

Wir machten Biografiearbeit, indem wir uns Wissen von alten Menschen aneigneten, wie ihr Leben früher gestaltet und geführt wurde. Unser Berufsbild wurde vom Team meiner Station kritisch beleuchtet. Plötzlich wussten wir selbstsicher, Pflege heißt nicht nur helfen.

In den Pflegevisiten wurde jeder Patient genau auf seine Gewohnheiten von früher befragt. Ärztliche Diagnosen wurden auf pflegerische Auswirkungen diskutiert. Ressourcen und Defizite wurden gegenübergestellt. Die Hilfen wurden korrekt dosiert, um Schäden durch gut gemeinte Überfürsorge zu verhindern.

Für die Mitarbeiter war es nicht immer leicht, weil Betagte unserer Abteilung oft Hilfen verlangten, die aufgrund der vorhandenen Ressourcen nicht notwendig, aber erwünscht waren. Wir nützten Wissen aus der Biografie, um die Patienten zum Aktivsein zu motivieren.

Eine für das Team erfolgreiche Zeit begann. Nicht immer war es leicht, den Fragen und Zweifeln von Mitarbeitern anderer Stationen im Haus Stand zu halten. Dafür wurde die Arbeit unserer Station für andere Krankenhäuser und Altenheime interessant. Die ersten Praktikanten kamen nach St. Veit. Ich wusste, wir waren am richtigen Weg, wir konnten Interessierten aus allen deutschsprachigen Ländern unser Pflegekonzept vermitteln.

Es entwickelte sich parallel zur Böhm-Idee für die Psychiatrie die Riedl-Idee für die allgemeine Pflege und für den Heimbereich.

Die ersten Heime im Bundesland Salzburg zeigten Interesse an der neuen Idee, die an meiner Station „angeschaut" werden konnte. Ich blieb engagiert an meinem langjährigen Thema. Fortbildungen, praktische Erfahrungen, Literaturrecherchen, ständige Weiterentwicklung, Zusammenarbeit mit Pflegepraktikern und kritische Auseinandersetzung mit den Aufgaben von Pflegepersonen ließen mein Konzept entstehen.

Das integrative Konzept für psychobiografische Reaktivierung und identitätsstärkende Biografiearbeit mit dem integrativen Pflegeprozess ist jetzt für die Anwender fertig, entworfen von Maria Riedl und erprobt zusammen mit vielen langjährigen Mitarbeitern.

3.2 Das integrative Pflegekonzept

- Das Konzept dient Pflegepersonen und Begleitern alter Menschen. Durch Fachwissen soll die Beziehung von Begleitern und Hilfsbedürftigen verbessert werden.

- Dieses Konzept beinhaltet die Auseinandersetzung mit der individuellen Vergangenheit heutiger Betagter, weil sich die Gedächtnisnisleistung im Alter verändert und viele alte Menschen aus dem jungen Altgedächtnis handeln.

- Das Konzept verlangt aus dieser Erkenntnis, Normalität in allen Lebensbereichen herzustellen. Wir müssen Pflege von alten Menschen auf deren Gewohnheiten von früher ausrichten. Pflegende müssen aber eingreifen, wenn das Realitätsurteil eines Menschen sich verändert oder wenn Diagnosen die Zulassung von Normalität verbieten.

- Im Konzept wird versucht, aus der Weisheit des Alters Lösungen für auftretende Probleme anzustreben. Wenn Verhalten von früher für die Gesundheit nicht gesundheitsgefährdend ist, muss es zugelassen werden. Pflegepersonen müssen ihre Einstellung ändern. Sie dürfen nicht von ihrer eigenen Normalität ausgehen.

- Altern ist gekennzeichnet durch veränderte Anpassung. Anpassungshilfen für Körper, Geist und Umfeld werden geboten.

- Das Konzept verlangt korrekte Auseinandersetzung mit der Biografie von alten Menschen. Was in der Jugend eines Menschen wichtig war, ist auch im Alter wichtig. Die eigene Identität und die soziale Identität eines alten Menschen müssen gestärkt werden.

- Das Konzept beinhaltet den ganzheitlichen Pflegeprozess. Körper, Psyche, soziales Umfeld und die Vergangenheit des Menschen müssen in die Diagnostik mit einbezogen werden und in der Planung erfasst sein.

- Im Konzept werden Maßnahmen für die Normalität, aus der Biografie, bei Erkrankungen des Alters, für die Identitätserhaltung und für verschiedene Regressionsstufen geplant.

- Das Konzept gibt Anpassungshilfen im psychischen, körperlichen und sozialen Bereich.

- Das Konzept bringt Abwechslung in den Alltag und fördert die Wachheit, weil versucht wird das Interesse zu wecken.

- Im Konzept werden alte Menschen so lange wie möglich aktiv und selb-ständig erhalten.

- Wir versuchen die Autonomie von pflegebedürftigen Menschen zu erhalten. Die Würde des Menschen ist unantastbar.

- Wir setzen uns kritisch mit Heimaufnahmen auseinander, vor allem wenn der Betagte nicht einverstanden ist.

- Ist die Heimeinweisung notwendig, finden wir im Konzept Ansätze, das Leben im Heim so schön wie möglich zu machen.

- Identitätsstärkende Biografiearbeit ist ganzheitliche Lebensbegleitung während eines Lebensabschnittes.

3.3 Mein integratives Menschenbild

Menschenbilder beschreiben die einer wissenschaftlichen Disziplin zugrunde gelegte Sichtweise des Menschen.

Der Mensch ist ein soziales Lebewesen, in eine Gemeinschaft hineingeboren. Er entwickelt sich durch Interaktion mit seinen Bezugspersonen. Er lernt Mimik, Bewegungen, Laute und Sprache für die Kommunikation zu verwenden. Das Gehirn ist bei der Geburt in seinen Möglichkeiten unfertig, aber darauf ange-legt, durch Spiegelung des Verhaltens von Bezugspersonen zu lernen. Es bildet

   Integratives Pflegekonzept® Maria Riedl

durch die von den Sinnesorganen aufgenommenen Reize immer mehr Verknüpfungen zwischen den Neuronen und wird zum leistungsfähigen Denkwerkzeug.

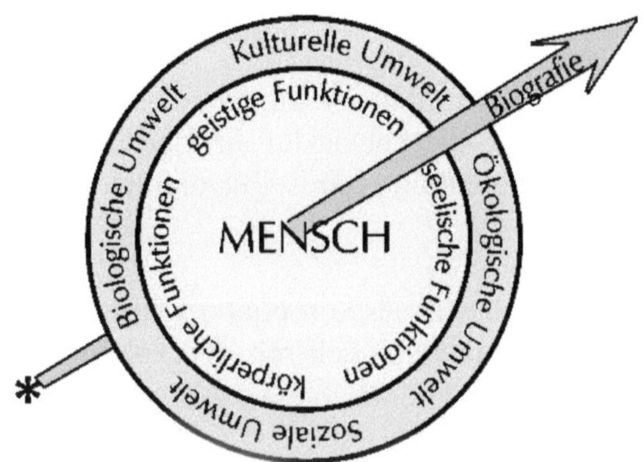

Der Mensch entwickelt sich in der Wechselwirkung mit der sozialen, kulturellen und ökologischen Umwelt. Er hat biologisch gesehen einen Organismus, der wahrnehmen, speichern, verarbeiten, wieder aufrufen, denken, fühlen, wollen und sich beziehen kann.

Unsere aktiven und passiven Erfahrungen mit der Umwelt werden verleiblicht, als Spuren unserer Erfahrung dem Organismus eingeprägt. Das Wissen über die Geschichterl aus dem eigenen Leben ist im autobiografischen Gedächtnis enthalten und erzeugt ein Bewusstsein der individuellen Biografie. Durch den Dialog mit anderen Menschen entsteht das Wissen um die eigene Einzigartigkeit, die Identität.

Ein funktionierendes Zusammenwirken, ein Miteinander des Menschen mit seiner biologischen, sozialen, kulturellen und ökologischen Umwelt ermöglicht ihm ein autonomes Wachstum, die Anpassung an seine Umgebung und das Wohlbefinden. Gesundheit ist durch die positive Entwicklung der menschlichen Fähigkeiten gekennzeichnet.

Der alte Mensch kann in einer harmonischen, verstehenden Umwelt Lebenszufriedenheit erreichen. Das Zulassen und Fördern seiner Lebensweisheit verleihen ihm soziale Kompetenz. Biografiearbeit zeugt von Wissen über das Leben und Anerkennung der Leistung, stärkt die Identität und stabilisiert den Umgang mit der Ungewissheit der kommenden Zeit.

3.4 Ethik im Konzept

Viele Menschen verbinden heute mit den Begriffen Ethik und Moral vor allem Gebote und Verbote.

Die vordringliche Aufgabe der Ethik soll die gemeinsame Suche nach Kriterien sein, um im offenen Dialog die Entwicklungen der Gegenwart zu beurteilen, sowie die Suche nach Orientierung, um selbstverantwortlich für das Wohl der Mitmenschen zu handeln.

Ethische Normen entwickeln sich als Konsequenzen der Lebenserfahrung einer Kultur. Ethische Normen verändern sich mit den Lebensumständen der Menschen.

Jede Person, jedes Team muss gemäß der Lebenserfahrung und der Lebensumstände einen Grundansatz für ethisches Handeln, Beurteilen und Entscheiden erarbeiten. (Wittrahm 1994, S. 64-67)

Die Pflegeethik ist eine Form der angewandten Ethik. Sie beschreibt berufs- und standespolitische Aspekte. Sie bietet außerdem Richtlinien für moralisches Handeln von Pflegepersonen in der Berufsausübung.

Der ICN-Kodex formuliert für die Krankenpflegeperson folgende ethische Grundregeln:

„Die Krankenschwester hat vier grundlegende Aufgaben:
Gesundheit zu fördern,
Krankheit zu verhüten,
Gesundheit wiederherzustellen
und Leiden zu lindern.

Der Bedarf an Pflege besteht weltweit. Zur Pflege gehört Achtung vor dem Leben, vor der Würde und den Grundrechten des Menschen. Sie wird ohne Rücksicht auf die Nationalität, die Rasse, den Glauben, die Hautfarbe, das Alter, das Geschlecht, die politische Einstellung oder den sozialen Rang ausgeübt.

Die Krankenschwester übt ihre berufliche Tätigkeit zum Wohle des Einzelnen, der Familie und der Gemeinschaft aus. Sie koordiniert ihre Dienstleistungen mit jenen verwandter Gruppen." (Lauber 2001, S.259)

     Integratives Pflegekonzept® Maria Riedl

Engagierte ethische Verantwortung verlangt von den professionellen Begleitern, die Gesundheit durch Aufrechterhaltung der Ressourcen zu fördern. Sehr oft wird durch Zeitdruck zu wenig an den Ressourcen gearbeitet.

Ich erwarte von Pflegepersonen, die Gesellschaft auf vorhandene Ressourcen unserer alten Mitbürger hinzuweisen. Durch Fachinformation wird eine Bewusstseinsänderung der Gesellschaft möglich sein. Durch korrekte Durchführung der Prophylaxen wird Krankheit verhindert. Die Pflegediagnostik gibt korrekt überlegt alle Regeln vor, die Krankheit verhindern.

Als wichtiges ethisches Anliegen möchte ich auf die Pflicht zur Erhaltung der psychischen Gesundheit verweisen. Heute wird durch die Meinung der Gesellschaft, alte Menschen bauen auf jeden Fall ab, werden psychisch instabil, häufig wenig Wert auf die Psyche gelegt.

Durch Aktivierung und Reaktivierung wird Gesundheit wieder hergestellt. Wir dürfen nicht aufhören alte Menschen zu fördern. Nach diversen Erkrankungen ist die Rehabilitation ein ethisches Muss. Rehabilitation geht vor Pflege. Nur mit diesem Grundgedanken wird nach akuten Erkrankungen Gesundheit wieder hergestellt.

Menschliche Begleitung, wertschätzender Umgang, Beziehungsarbeit und Wahrnehmen ausgesprochener und nicht ausgesprochener Anliegen, Schmerzen, u.Ä. lindern Leiden. Menschliche Begleitung verlangt Hilfe zur Integration dort, wo der Mensch lebt. Anpassungshilfen an veränderte soziale Situationen verlangen den Einsatz der Pflegeperson.

Zum Thema Grundrechte möchte ich an die Einhaltung der Menschenrechte appellieren. Es darf in der Ausübung des Pflegeberufes nichts passieren, was den Menschenrechten widerspricht.

Viel zu oft vergessen wir, dass alle Menschen Grundrechte unabhängig vom Alter, von der Diagnose, vom Glauben und vom sozialen Rang haben.

3.5 Menschenwürde

Jedem Menschen gebührt die Achtung seiner Würde von der Geburt bis zum Ende des Lebens. Zwei Lebenslagen, das hohe Alter und das Leben in Abhängigkeit und Pflege verlangen besondere Überlegungen zu diesem Thema.

Alte Menschen lernen im Verlauf des Alterns mit ihren Kräften zu haushalten. Sie spüren ihre körperlichen Grenzen und sind häufig von körperlichen Funktionsstörungen betroffen. Sie werden mit vielen familiären, freundschaftlichen und gesellschaftlichen Abschieden konfrontiert.

Vielen alten Menschen wird in dieser Lebensphase bewusst, dass die Zukunft mit dem Tod in Verbindung zu bringen ist. Der häufige Gedanke an den Tod ist für viele Menschen im Alter selbstverständlich. Die gesellschaftliche Stellung ändert sich je nach Lebensumstand. Menschen, die zu Hause und selbständig leben, können zur Integration von Jung und Alt selbst beitragen.

Bei hilfsbedürftigen Menschen in Langzeiteinrichtungen müssen sich Begleiter um den gesellschaftlichen Status kümmern. Erzählungen alter Menschen werden von jüngeren oft wenig wertgeschätzt. Junge Menschen sollen begreifen, dass alt sein nicht veraltet sein bedeutet. Für junge Begleiter ist es unerlässlich, die Geschichten und Lebensweisheiten der älteren Generation anzuhören und diese als Bereicherung zur eigenen Lebensreife zu verstehen.

Für viele Menschen ist das Annehmen von Hilfe mit Trauer, Frust, Aggression, Verzweiflung und Angst verbunden. Menschen, die körperlich oder psychisch Hilfe von uns brauchen, müssen lernen, sich helfen zu lassen. Der Helfer oder Begleiter kann durch besonderes Einfühlungsvermögen viel zu diesem Lernprozess beitragen.

Menschenwürdige Begleitung heißt:

- Dankbarkeit ausdrücken, dass es den zu Pflegenden gibt

- Ernstnehmen von traurigen oder bedrohlichen Situationen des Kranken

- Sensibilität für Mitteilungen des Betroffenen entwickeln, Brücken zum Verstehen bauen

- Aus Erzählungen über die Vergangenheit lernen und dieses Wissen als Grundlage der Lebensgestaltung einsetzen

- Die Vergangenheit anerkennen und die Identität stärken

- Eine Umgebung zum Wohlfühlen und sich Zurechtfinden schaffen

- Das soziale Umfeld mit wichtigen Bezugspersonen aufrechterhalten

- Lebensfreude in den Pflegealltag bringen

3.6 Definition: Pflege im Konzept

Pflege von Menschen ist eine hohe Kunst, ein Beruf, der viele Möglichkeiten bietet. Die Fähigkeit, sich auf jeden mir anvertrauten Menschen individuell einzulassen, fordert ständige Weiterentwicklung von erworbenem Wissen, um aktuelle Pflege bieten zu können.

Aus meiner über dreißigjährigen Erfahrung entstand ein Konzept, erstellt für alte Menschen mit speziellen Bedürfnissen. Diese Bedürfnisse ergeben sich durch hohes Alter, langjährige Erfahrung und veränderte Anpassungsleistung.

Mein Hauptanliegen in der Pflege ist abgeleitet von der Definition von Virginia Henderson (1897-1996): „Die einzigartige Aufgabe der Krankenpflege ist es, dem Einzelnen, krank oder gesund, bei der Durchführung jener Tätigkeiten zu helfen, die zur Gesundheit oder Rekonvaleszenz (oder einem friedlichen Tod) beitragen, die er ohne Hilfe selbst durchführen würde, wenn er die dazu notwendige Kraft, den Willen oder das Wissen hätte.“

Ich spreche im Konzept von Lebensbereichen. Unter Lebensbereichen sind die Lebensaktivitäten von Roper und die psychischen Elementarfunktionen von Dilling und Reimer beschrieben und als Grundlage pflegerischen Handelns verwendet.

In der Pflege von alten Menschen ist die Erhaltung physischer und psychischer Gesundheit ein besonderes Anliegen. Die Motivation für den alten Menschen, an der Erhaltung der Gesundheit mitzuarbeiten, wird von biografischen Gegebenheiten abgeleitet.

Die Pflegeschwerpunkte im Konzept sind:

- Aktivierung und Reaktivierung der Lebensbereiche, die Alltagskompetenzen werden aufrechterhalten. Ressourcen sind erfasst, Beschäftigungen werden angeboten.

- Rehabilitation nach erlittenen Erkrankungen, Rehabilitation geht vor Pflege. „Hilfe zur Selbsthilfe" und „Fördern durch angemessenes Fordern" sind die Prinzipien.

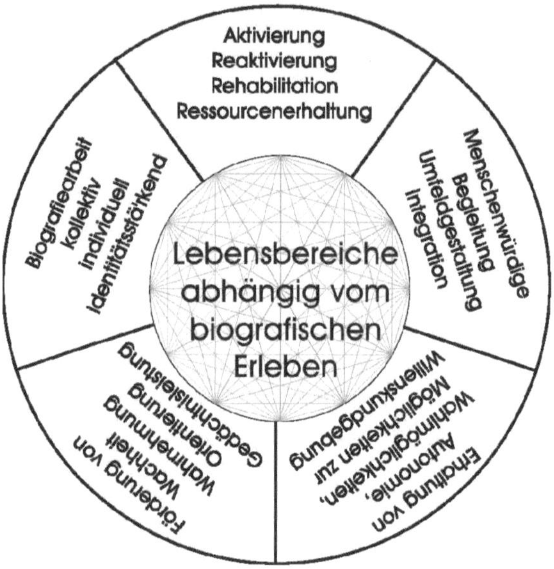

- Menschliche Begleitung und Integration bei jedem Umgebungswechsel. Individuelle Bedürfnisse des einzelnen alten Menschen müssen erkannt werden.

- Die Erhaltung der Autonomie ist ein hohes Anliegen. Jeder Mensch hat ein Recht auf Selbstbestimmung unabhängig von seinem Alter und seinen Diagnosen. Wahlmöglichkeiten und Möglichkeiten zur Willenskundgebung müssen eingeräumt werden.

- Die Förderung der Orientierung ist die Grundvoraussetzung für korrektes Handeln. Die Umgebung ist so zu gestalten, dass Menschen sich zurecht finden.

- Die Förderung der Wahrnehmung und der Wachheit ist Voraussetzung für bewusstes Erleben. Ein Mensch bleibt aktiver, wenn er regelmäßig Reize bekommt.

- Das Training der geistigen Fähigkeiten ist täglicher Bestandteil der Pflege. Jedes lebenspraktische Training, jedes Orientierungstraining, alles an Biografie angelehntes Arbeiten ist Training für den Geist. Diese Trainings tragen zur Erhaltung der Identität und zur Sinnfindung im Alter wesentlich bei.

- Biografiearbeit ist Grundlage unserer pflegerischen Interventionen. Der alte Mensch soll, wo immer er lebt, auf seine Altersweisheit aufbauen können. Die Identität muss gestärkt werden. Alle Pflegemaßnahmen und Trainings müssen auf die Kompatibilität mit der Vergangenheit des Menschen überprüft werden.

   Integratives Pflegekonzept® Maria Riedl

3.7 Pflegequalität

Der Begriff der Qualität wird heute in vielen Bereichen des Lebens verwendet. Sie wird von allen Menschen gewünscht, egal ob es um den Kauf eines Gebrauchsgegenstandes oder um eine Dienstleistung geht.

Was verstehen wir unter Qualität?

„Qualität ist die Erfüllung der Anforderungen." (Siebert; Weh 1995, S.3)

Als Pflegequalität kann die Anpassung an die Anforderungen des Gepflegten gesehen werden. Anforderungen werden meist gut erfüllt, wenn es sich um einen Patienten handelt, der eindeutig ausdrücken kann, welche Dienstleistung für ihn im Moment wichtig ist. Schwierig ist die Erfüllung der Anforderung bei Patienten, die ihre Anliegen nicht mehr korrekt vermitteln können.

Laut der WHO-Charta zur Gesundheitsförderung von 1986 muss Pflege in diesem Fall Hilfe zur Erhaltung, Anpassung oder Wiederherstellung der physischen, psychischen und sozialen Funktionen des Lebens beitragen.

Im Integrativen Pflegekonzept beschäftige ich mich besonders mit alten Menschen, die ihre Wünsche und Anliegen nicht immer korrekt formulieren können. In dieser Situation von Begleitung ist es oft besonders schwierig, diejenigen Hilfeleistungen zu erkennen, die ein Mensch braucht.

Durch genaue Einschätzung der Lebensbereiche physisch und psychisch, Berücksichtigung der Biografie, Aufrechterhaltung von Ressourcen und Reserven eines Menschen und Förderung der Copingmechanismen erreichen wir die Erfüllung der Anforderungen.

Ressourcen und Copings sind im Band 3 des Konzeptes beschrieben.

3.8 Pflege ist Kommunikation

Im Integrativen Konzept ist die Fähigkeit zur gelungenen Kommunikation ein wesentlicher Bestandteil des Gelingens der Beziehung zwischen Patienten und Pflegeperson.

Wir müssen uns in Erinnerung rufen, dass jeder Mensch unabhängig von Situation und Diagnose Respekt in der Kommunikation verdient.

Der Patient hat ein Recht darauf, dass Pflegepersonen ungestresst mit ihm in Beziehung treten. Oft müssen Betagte lange warten, bis Pflegende die Zeit für

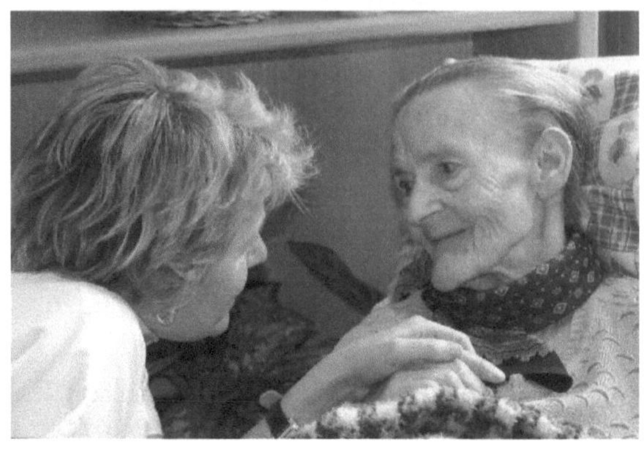

ein Gespräch finden, das dem Menschen wertvoll ist. Leider muss in der Regel unsere Zeit auf viele Menschen verteilt werden.

Sprache und Lautstärke müssen so gewählt werden, dass der Patient aktiver Teilhaber am Gespräch werden kann. Hörschwäche darf Kommunikation nicht mindern. Bei Schwerhörigen sind tiefe Töne besser verständlich. Wir müssen uns täglich neu motivieren, mit sprachgestörten Menschen den Dialog zu suchen.

Menschen mit psychisch-geistigen Veränderungen fordern uns in der Kommunikation oft sehr. Die Beobachtung von Mimik und Gestik ist wichtig. Aufmerksames Zuhören baut die Beziehung auf und verhindert Missverständnisse.

Ist ein Dialog aufgrund des gesundheitlichen Zustandes des Patienten nicht mehr möglich, verraten nonverbale Zeichen wie Mimik, Gestik und Einzelbewegungen, was ein Mensch mitteilen möchte. Erhöhter Puls, Schweißausbrüche, trockner Hals, heisere Stimme, Äußerungen von Angst zeigen oft nicht formuliertes Leiden des Patienten.

Das Auftreten der Pflegeperson, das Benehmen wird mitverantwortlich für die Gesprächsfreudigkeit oder für die Ablehnung des Betagten sein.

Jeder Mensch verdient die Einhaltung der Privatsphäre im Gespräch. Es gibt viele Themen, die Dritten vorenthalten werden müssen. Gerade in Aufenthaltsbereichen kommt es oft zu unerwünschten Zuhörern.

    Integratives Pflegekonzept® Maria Riedl

Freundlichkeit, Aufrichtigkeit und Höflichkeit in jedem Gespräch sind Grundlage für die angenehme Atmosphäre.

Klare Terminvereinbarungen, wenn ein Patient eine Dienstleistung möchte, für die im Moment die Zeit fehlt, sind notwendig. Unklare Versprechungen wie „Ich komme gleich" sind zu unterlassen.

Fragen, die mit Ja oder Nein zu beantworten sind, sind zu vermeiden. Viele Menschen, die in Langzeiteinrichtungen wohnen, verlieren die fließende Formulierung von Sätzen, weil die Fragen nicht offen gestellt werden, weil sie dadurch selten zum Fließtext aufgefordert sind.

Nach jeder einzelnen Frage die Antwort einfordern. Sonst könnte es passieren, dass ein Betagter auf eine frühere Frage antwortet. Die verlängerte Reaktionszeit und die Vergesslichkeit sind zu berücksichtigen, damit die Kommunikation gelingt. Das Suggerieren von Antworten ist zu vermeiden.

Hat ein Betagter eine unerwartete Reaktion oder ein anderes Vorhaben als die Pflegeperson, ist das wertfrei zu akzeptieren. Es ist als Ressource zu sehen, wenn ein Mensch seinen Willen noch korrekt formulieren kann.

Das Gesprächsniveau ist dem Patienten anzupassen. Die gewohnte Milieusprache zu berücksichtigen, erleichtert den Dialog und fördert die Beziehung.

Zeigen Sie durch Gestik und Mimik, dass Sie der Gesprächsinhalt des Patienten interessiert. Gesten der Gleichgültigkeit verärgern den Gesprächspartner.

Hören Sie dem alten Menschen zu, wenn er mit Ihnen spricht. Während des Gesprächs etwas Anderes zu machen könnte den Eindruck erwecken, das Gespräch interessiere Sie nicht.

Es ist wichtig zu erwähnen, dass der Patient uns meist sehr genau beobachtet. Unser Auftreten, unsere Sprache, unsere Mimik und Gestik wird meistens sehr real wahrgenommen und schafft oft Freude, aber auch ausgedrücktes Unbehagen bei den Patienten.

4. Die Grundlagen des Konzeptes

4.1 Bewusstsein, Aufmerksamkeit, Gedächtnis

Das Bewusstsein des Menschen umfasst alle Zustände, die von einem Individuum erlebt werden können und von denen sprachlich berichtet werden kann.

- Wahrnehmung von Vorgängen in der Umwelt und im eigenen Körper

- mentale Zustände und Tätigkeiten wie Denken, Vorstellen und Erinnern

- Emotionen, Affekte, Bedürfniszustände

- Erleben der eigenen Identität und Kontinuität

- „Meinigkeit" des eigenen Körpers

- Autorschaft und Kontrolle der eigenen Handlungen und mentalen Akte

- Verortung des Selbst und des Körpers in Raum und Zeit

- Realitätscharakter von Erlebtem und Unterscheidung zwischen Realität und Vorstellung

„Der **Hippocampus** ist – zusammen mit der umgebenden Rinde – der Organisator des bewusstseinsfähigen, deklarativen, insbesondere des episodischen Gedächtnisses." (Roth 2001)

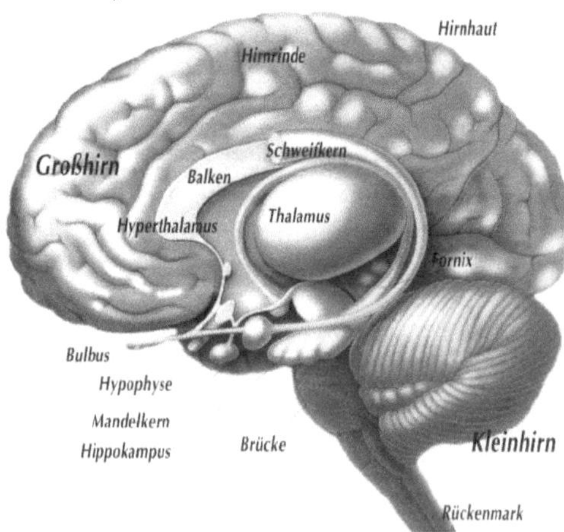

Ohne Hippocampus können wir keine bewusstseinsfähigen Inhalte unseres deklarativen Gedächtnisses einspeichern oder abrufen. Er bildet die **Grundlage**

des autobiografischen Gedächtnisses und damit unseres Selbst.

Das Bewusstsein des eigenen Körpers, das Bewusstsein von dessen Identität und das Gefühl der Autorschaft der eigenen Handlungen benötigen die Sinnesorgane zusammen mit den sensorischen und motorischen Arealen des Cortex. Diese Bewusstseinszustände werden aufrecht erhalten, wenn der Körper etwas tut, was von den motorischen Arealen veranlasst wurde. Es muss sensorisch rückgemeldet werden, was getan wurde, und es muss festgestellt werden, dass das Getane mit dem Befohlenen übereinstimmt. Durch diese Rückkopplungsschleife wird unsere Körperidentität aufrechterhalten.

Die **emotionale Steuerung** unserer Bewusstseinszustände erfolgt direkt durch **Amygdala** und mesolimbisches System (als Orte des emotionalen Gedächtnisses) oder indirekt über den Thalamus. Affektzustände (Wut, große Erregung usw.) erleben wir durch die Einwirkung limbischer Zentren wie Hypothalamus, zentrale Amygdala und Zentrales Höhlengrau.

Ein Teil des Thalamus und das basale Vorderhirn steuern die **Aufmerksamkeit** des Bewusstseins. „Der Fokus der Aufmerksamkeit wird entweder durch physisch auffällige oder unerwartete äußere Ereignisse bestimmt (externe Aufmerksamkeitssteuerung), oder er ist innengeleitet durch Erwartungen oder willentliche Kontrolle (interne Aufmerksamkeitssteuerung)." Je mehr wir unsere Aufmerksamkeit auf ein einzelnes Geschehen richten, desto mehr schwinden andere Geschehnisse aus unserm Bewusstsein. (Roth 2001)

Der modulare Aufbau der Großhirnrinde mit sensorischen, kognitiven und motorischen Zentren wird auch deutlich bei verschieden ausgebildeten Fähigkeiten einzelner Zentren oder bei Bewusstseinstrübungen und –veränderungen, die oft nur Teile der Fähigkeiten umfassen.

4.2 Das Gedächtnis

Die Fähigkeit zum Erinnern besteht darin, dass Verbindungen zwischen den Nervenzellen des Gehirns sich durch wiederholte und ausreichend starke Reize verändern, so kann die Erfahrung unser Gehirn anatomisch ausbauen.

Sinnesreize werden zunächst von den Sinnesorganen zu den jeweiligen Zentren in der Großhirnrinde geleitet und dort vorverarbeitet.

1. Diese Wahrnehmungen werden auch dann erinnert, wenn sie noch gar nicht bewusst geworden sind. Diese Form des Gedächtnisses nennt man **Priming.** Das Wiedererkennen von Gesichtern und Orten ohne vorheriges bewusstes Einprägen dürfte die bekannteste Anwendung des Priming sein.

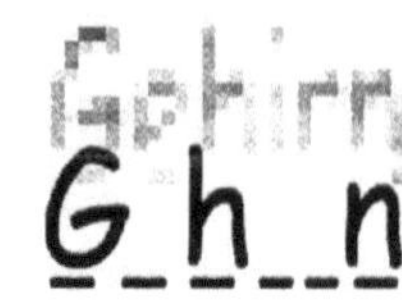

2. Die motorischen Regionen arbeiten mit der Körperfühlsphäre so zusammen, dass wir für automatisierte Bewegungen (Gehen, Radfahren, Klavierspielen,...) wenig Aufmerksamkeit aufwenden müssen. Das **prozedurale Gedächtnis** unterstützt außer den Bewegungen auch kognitive Fähigkeiten wie Rechnen, Musik merken, Kategorien bilden (Gesicht, Baum, Vogel, Fahrzeug,..) und den Erwerb von Gewohnheiten (positives und negatives Verstärkungslernen).

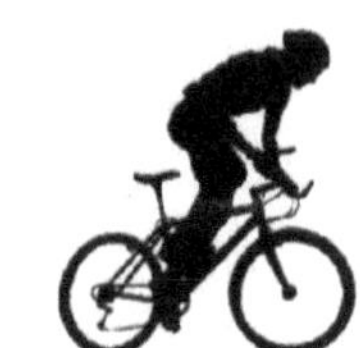

3. Der Hippocampus entscheidet, welche Inhalte ins Bewusstsein gelangen sollen. Wir behalten Erlebnisse mit ihrem personellen, räumlichen, zeitlichen und inhaltlichen Kontext im **episodischen Gedächtnis.** Erlebnisse, die uns selbst betreffen, speichert das Gehirn im **autobiografischen Gedächtnis.**

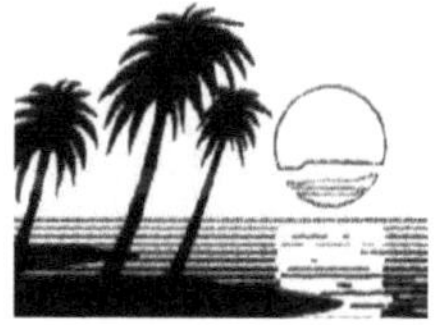

4. Das **Faktengedächtnis** speichert Wissen, bei dem wir meist nicht mehr wissen, wann und von wem wir es gelernt haben, es hat unabhängig davon Bedeutung. Unsere Kenntnisse über die Welt („Allgemeinbildung") haben wir von vielen Personen und Medien gesammelt.

Das **prozedurale** (implizite) **Gedächtnis** arbeitet zum größeren Teil **unbewusst** (Priming und Prozedurales Gedächtnis).
Das **deklarative** (explizite) **Gedächtnis** ist **bewusst** (Episodisches und autobiografisches Gedächtnis, Faktengedächtnis).

4.3 Elemente der Krankenpflege

Im angelsächsischem Raum veröffentlichten 1980 Nancy Roper, Winifried W. Logan und Alison J. Tierney das von ihnen entwickelte Pflegemodell „Die

Integratives Pflegekonzept® Maria Riedl

Elemente der Krankenpflege". Dieses Modell wurde von Virginia Hendersons Pflegeauffassung beeinflusst. Die Elemente der Krankenpflege sind aus den Publikationen von Seel 2001 und Lauber 2001 zusammengefasst.

Das **Pflegemodell von Roper** ist durch fünf Komponenten gekennzeichnet:

- Lebensaktivitäten (LA)
- Lebensspanne
- Abhängigkeits-Unabhängigkeits-Kontinuum
- die Lebensaktivitäten beeinflussende Faktoren
- die Einzigartigkeit, die Individualität des Menschen

Das Modell hat die Aktivitäten des Lebens zum Inhalt. Das Leben wird als Prozess von der Empfängnis bis zum Tod dargestellt (=Lebensspanne). Während des Lebens bewegt sich der Mensch mit seinen Lebensaktivitäten auf einem Kontinuum zwischen vollkommener Abhängigkeit und vollkommener Unabhängigkeit. Das Ausmaß an Abhängigkeit und Unabhängigkeit in den LA wechselt in verschiedenen Phasen und Situationen des Lebens, z.B. können im Säuglingsalter verschiedene Aktivitäten noch nicht ausgeführt werden. Durch Behinderung, Krankheit oder Alter kann die Unabhängigkeit in verschiedenen LA teilweise oder vorübergehend oder komplett verloren gehen.

Der Mensch strebt nach Unabhängigkeit in den Lebensaktivitäten.

Die Hauptkomponenten des Modells sind die 12 Lebensaktivitäten. Diese zeigen sich im menschlichen Verhalten und geben Hinweise auf aktuelle Bedürfnisse. Die Aktivitäten beeinflussen sich wechselseitig.

„Die Bezeichnung Lebensaktivitäten wird als eine allumfassende benutzt. Jede Aktivität hat viele Dimensionen; tatsächlich könnte man sie sich als eine übergreifende Aktivität vorstellen, die aus einer Anzahl einzelner Aktivitäten besteht, wie ein Bündel, das aus einer Vielzahl von Elementen zusammengesetzt ist." (Roper 1993)

Wie ein Mensch seine Lebensaktivitäten gestaltet, wird durch körperliche, psychologische, soziokulturelle, umgebungsabhängige und politisch-ökonomische Faktoren beeinflusst.

Sobald ein Mensch aus einer Unabhängigkeit in die Abhängigkeit in einer oder mehrerer Lebensaktivitäten gerät, ist das ein Grund für ein Eingreifen der Pflege.

Die **12 Lebensaktivitäten nach Roper, Logan und Tierney** sind:

1. Für eine sichere Umgebung sorgen

2. Kommunizieren

3. Atmen

4. Essen und trinken

5. Ausscheiden

6. Sich sauber halten und kleiden

7. Die Körpertemperatur regulieren

8. Sich bewegen

9. Arbeiten und spielen

10. Sich als Mann und Frau fühlen oder verhalten

11. Schlafen

12. Sterben

Die Aufgabe der Pflege im Modell ist es, den betroffenen Menschen darin zu unterstützen, dass er schnell wieder seine größtmögliche Unabhängigkeit erreicht.

Ich spreche im integrativen Konzept von Lebensbereichen, da psychische und biografische Grundlagen impliziert wurden.

Die **Lebensbereiche im integrativen Konzept** sind:

1. Sicherheit

2. Kommunikation

3. Atmung, Herz, Kreislauf

4. Essen und Trinken

5. Ausscheidung

6. Körperpflege und Kleidung

                    Integratives Pflegekonzept® Maria Riedl

7. Körpertemperatur

8. Bewegung

9. Beschäftigung

10. Geschlechterrolle

11. Schlaf

12. Sterben

4.4 Elementarfunktionen

Die Psychopathologie (nach Dilling; Reimer 1995) ist die Lehre von den psychischen Phänomenen und Symptomen der psychiatrischen Störungen und Krankheiten.

Dieses Kapitel ist nach Elementarfunktionen unterteilt. Den Beschreibungen der ungestörten Funktionen folgen jeweils die möglichen Störungen. Diese sind für die Pflegefachsprache im Pflegeprozess des Konzeptes einzusetzen.

Der ganzheitliche Ansatz in der Pflegediagnostik setzt Wissen um die Elementarfunktionen voraus. Das Wissen um die Elementarfunktionen ist Grundlage für den integrativen Pflegeprozess.

Die **Elementarfunktionen** sind:

1. Bewusstsein/Vigilanz

2. Aufmerksamkeit/Gedächtnis

3. Orientierung

4. Wahrnehmung

5. Denken

6. Affektivität

7. Antrieb

8. Ich-Erleben

9. Intelligenz

Die Lebensbereiche sind in Band 3 beschrieben.

4.5 Veränderung der Anpassungsfähigkeit im Alter

Der alte Mensch zeigt sein Altern durch Anpassungsschwierigkeiten. Wir wissen aus der Betreuung, dass Altern ein individueller Prozess ist. Man weiß nicht so ganz genau, ab wann ein Mensch altert. Die Gesellschaft schätzt einen Menschen als alt ein, wenn er sich physisch oder psychisch nicht mehr anpassen kann. Das heißt, benimmt sich ein Mensch nicht zeitgemäß, dann ist er für sein Umfeld alt.

Diese Anpassungsprobleme zeigen sich in einigen Lebensbereichen. Sämtliche Hilfsmittel wie Stöcke, Hörgeräte, u.Ä. sind Kompensationsmöglichkeiten, wenn der Körper sich nicht anpassen kann. Diese Aufzählungen bedeuten nicht Zeichen von Krankheit, sondern von biologischen Veränderungen, die früher oder später merkbar werden.

Aber nicht nur die Einschätzung „alt" kommt von unseren Mitmenschen, sondern auch die dazugehörigen Rollen. Plötzlich wird man Oma, Opa und soll an Veranstaltungen für Senioren teilnehmen.

4.5.1 Die psychische Haltung alter Menschen

Nicht nur der Körper und die Rollen einer Person verändern sich, sondern auch die Psyche. Von E. Ringel (1993) wurden für die Begleitung alter Menschen wichtige Erkenntnisse publiziert. Ich beleuchte diese aus meiner Sicht der Pflege.

Vorliebe zu alten Gewohnheiten

Jeder von uns kennt die Aussagen von älteren Menschen: „Früher war alles besser, alles schöner." Unsere Geschenke an Betagte werden zwar gelobt, aber es ist schwer, sich an Neues anzupassen. Deshalb wird Neues oft abgelehnt. Viele unserer Geschenke liegen ungebraucht in Kästen. Alte Gegenstände, Kleider, ... werden statt neuen immer wieder verwendet. Auch die Gewohnheiten der guten alten Zeit bekommen wieder mehr Bedeutung.

Reduktion von körperlichen und seelischen Leistungen

Der alte Mensch zeigt in seinem Verhalten eine Reduktion der Reaktions-

Integratives Pflegekonzept® Maria Riedl

geschwindigkeit einerseits, andererseits können körperliche Aktivitäten nur mit vermindertem Tempo ausgeführt werden. Der häufige Satz: „Nicht so schnell - ein alter Mensch ist kein Schnellzug!" wird Ihnen bekannt sein. Wir wissen, dass korrekte Handlungen geistig und körperlich bis ins hohe Alter möglich sind, aber nur dann, wenn ein Betagter die Zeit zum Denken und Handeln bekommt. In der Begleitung Betroffener ist wichtig, dass wir uns auf die verlängerte Reaktionszeit einstellen und nicht vorschnell Hilfe statt Zeit gewähren.

Schwierigkeit neue Beziehungen zu knüpfen

Den Freunden und Partnern aus vergangener Zeit gilt besondere Trauer. Es ist bei Menschen allgemein so, je länger etwas zurückliegt, umso schöner und positiver wird es in der Erinnerung. Bedenkt man die Anpassungsschwierigkeiten an Neues und den verlängerten Zeitbedarf, ist klar, dass es im Alter besonders schwer wird neue Beziehungen zu knüpfen. Diese Situation kann in Heimen gut beobachtet werden. Heimbewohner verbringen viele Wochen, Monate, Jahre mit neuen Bekannten im Heim, wahre Freundschaften entstehen aber selten oder erst nach längerer Zeit. Aus diesen Gründen werden viele Betagte einsam, gleich ob sie zu Hause oder im Heim leben. Für Familienangehörige ist diese Trauer um alte Freunde und um die sogenannte gute alte Zeit oft nicht nachvollziehbar. Trotzdem ist sie als reale Anpassungsstörung des Alters zu sehen. Aus meiner Beobachtung weiß ich, dass alte Menschen nicht besonders an dieser Situation leiden, denn sie erfreuen sich an ihrer Familie und an Freunden der Jugendzeit.

Tendenz zur Regression

Unter Regression versteht man das Zurückgreifen auf frühere Stufen der Entwicklung. Altern wird oft als regredierender Prozess beschrieben. Regressionsverhalten ist nicht nur bei alten Menschen festzustellen, sondern kann in jedem Alter beobachtet werden. Jeder von uns kennt das Kindergartenkind, das plötzlich wieder einnässt, weil ein Baby zu Hause ist. Bei alten Menschen ist dieses Verhalten aber oft als Kennzeichen des Alterns merkbar. Viele Angehörige meinen, es handle sich um schwere Erkrankungen, die gefährlich sind. Oft aber ist Regression auch ein Zeichen dafür, sich in die Zeit von früher hinein zu denken, hin zu sehen. Wie wir aus der gerontologischen Forschung wissen, ist die Tendenz zur Regression normales Verhalten.

Abwendung von der Zukunft

Im Gespräch mit alten Menschen wird der Zukunft oft wenig Bedeutung beigemessen. Viele alte Menschen erzählen regelmäßig ihre Geschichten aus der guten alten Zeit. Was früher war, das zählt. Das Heute und Morgen ist für viele Menschen wenig bedeutsam. Die Vergangenheit, in der sich der Mensch jung, gesund und gebraucht fühlte, war für ihn schöner, ist aber leider vorbei. Nimmt man als jüngerer Mensch an Festen mit alten Menschen teil, kommt meist nach sehr kurzer Zeit das Thema: „Früher war alles besser". Das Festhalten an der guten alten Zeit wird zum markanten Zeichen des Alterungsprozesses.

Handeln und Argumentieren aus dem Langzeitgedächtnis

Aus der Altersforschung ist bekannt, dass sich die Gedächtnisnisleistung im Alter verändert. Das Frischgedächtnis lässt nach, das Langzeitgedächtnis wird aktiver.

Das Langzeitgedächtnis ist sehr umfassend und dauerhaft. Man unterteilt es in einen aktiven und einen passiven Bereich. Im passiven Bereich ist Wissen von früher, aus der Kindheit gespeichert. Durch bestimmte Situationen mit so genannten Schlüsselreizen wie Gesprächen, Erinnerungsstücken, Besuchen im Daheim wird dieses Wissen aufgerufen. In der Praxis findet man oft die Unterteilung in Alt- und Junggedächtnis. Das Junggedächtnis enthält frischere Eindrücke, das Altgedächtnis Erlebnisse der ersten Lebensjahrzehnte. Eine genaue Grenze zwischen Alt- und Junggedächtnis kann nicht exakt festgelegt werden. Es zeigt sich aber in der Begleitung, dass bei vielen Betagten Erinnerungen bis zum 30. Lebensjahr gut aufgerufen werden können. (Hausmann 2000, S.84-85)

Wenn das so genannte Junggedächtnis nachlässt und wir mit Biografiearbeit erfahren, was im Altgedächtnis eingespeichert ist, dann wird das Handeln im Alter klar. Der Mensch handelt bei Gedächtnisveränderungen im Alter so, wie er es in der Zeit seiner Entwicklung gelernt hat. Wollen wir alte Menschen verstehen lernen und ihnen die Anpassung an das Altern erleichtern, ist es notwendig zu erforschen, was im Altgedächtnis gespeichert ist. (Böhm 1988, S.173; Riedl 1998, S.20-21)

Aus meiner langjährigen praktischen Erfahrung in der Begleitung alter Menschen weiß ich, dass das Zulassen von Handlungen, die ein Mensch früher gelernt hat, der wichtigste Ansatz zum Erhalten der Selbstständigkeit ist. Das

Erhalten der Selbstständigkeit ist gleichbedeutend mit der Wertschätzung eines Menschen. Nur durch Akzeptanz und Annehmen von gewohnten Handlungen ist die Wertschätzung in der Pflege möglich. Eine konfliktärmere Zusammenarbeit zwischen Jung und Alt wird möglich. Ich wünsche mir, dass die Weisheit des Alters zugelassen und genützt wird. Wird das Verhalten von alten Menschen als Weisheit mit Lebenserfahrung verstanden, bleibt die Würde des Menschen unangetastet, auch wenn er Hilfe braucht.

4.6 Entwicklung und Regression

Dieses Kapitel ist angelehnt an Psychologie und Sozialwissenschaft für Pflegeberufe 1, Hausmann und Fürstler 2000.

Unter Regression versteht man das Zurückfallen in frühere Verhaltensweisen (Hausmann 2000). Diese geänderten Verhaltensweisen gehen vom jungen Erwachsenen bis zum kleinen Kind, sogar bis zum Säuglingsverhalten. Wer kennt nicht den nach außen sehr hilflos wirkenden alten Menschen, der sich in der aktuellen Situation nicht zu helfen weiß und absolut hilfsbedürftig erscheint. Um mit alten Menschen, die sich in Regression befinden, aktivierend bzw. reaktivierend arbeiten zu können, aber auch um ihr Verhalten zu verstehen, ist es notwendig, sich Grundwissen aus der Entwicklung des Menschen anzueignen. (Riedl 1998)

Für die Begleiter zeigt sich das Bild des Nicht-Wollens, Nicht-Könnens, oft auch passives oder aggressives Verhalten, das pflegerisch nicht eindeutig begründet werden kann. Auch bei jungen Menschen kommen regressive Tendenzen immer wieder vor. Der Unterschied liegt aber in der Reaktion des Umfeldes. Einem jungen Menschen nimmt man nicht Tätigkeiten ab und wenn, dann nur für kurze Zeit.

Aus meiner praktischen Erfahrung in der Altenpflege habe ich regredierendes Verhalten bei alten Menschen besonders bei Krankenhauseinweisung, Heimeinweisung, körperlicher oder psychischer Überforderung oder bei Stimmungsschwankungen erlebt.

Bei Patienten mit Demenz ist regressives Verhalten ein häufiges, fast chronisches Problem. Immer wieder wird in gleichen Situationen, z.B. bei der Körperpflege, das Verhalten merkbar.

Die Betreuung und Analyse der Verhaltensweisen von alten Menschen ist für deren Prognose maßgeblich. Regressionsverhalten entsteht oft durch das Umfeld. Ein Betagter in Regression bedarf aber Hilfe. Jedoch werden bei Abhängigkeit alte Menschen sehr oft in Heime eingewiesen und die Unzufriedenheit und Todessehnsüchte wachsen.

4.6.1 Regressionsförderung - Regressionsminderung

Clemens Hausmann 2005, beschreibt drei **regressionsfördernde Faktoren.**

Situative Regression: Krankheit und Behinderung sind Auslöser. Wenn ein Mensch bei bestimmten Lebensaktivitäten die Selbständigkeit verliert, kommt es zur Abhängigkeit.

Institutionelle Regression: Entsteht durch Strukturen diverser Einrichtungen, durch Vereinbarungen, die wir ohne die Patienten treffen. Auch die Sprachgewohnheiten von Mitarbeitern in diesen Einrichtungen fördern oft Regression.

Individuelle Regression: Diese Form ist durch die Persönlichkeit, den Lebensweg und die Lebenserfahrungen bedingt. Menschen die früher gewohnt waren, Verantwortung an andere abzugeben, lassen sich im Alter, bei Krankheit und Behinderung oft mehr als nötig betreuen und pflegen.

Regressionsmindernde Maßnahmen

Ich führe Tipps aus meiner praktischen Erfahrung zur Regressionsminderung an. Diskutieren Sie im Team, wo Schwachstellen in der täglichen Arbeit sein könnten.

- Genaue Auflistung der Ressourcen in der Anamnese. Die Reserven eines Patienten müssen vom Pflegepersonal einheitlich eingefordert und zugelassen werden.

- Die eingesetzten Hilfsmittel wie Esslatze, Schnabelbecher, Inkontinenzprodukte, Transportwagen, Lagerungshilfsmittel, mundgerecht vorbereitete Nahrungsmittel u.v.a. sind kritisch zu hinterfragen und dem Zustand des Patienten anzupassen.

- Der Tagesablauf muss dem Patienten angepasst sein. Überlegen Sie im Team, in welchen Situationen am Tag der Patient sich unseren Strukturen beugen muss, weil der Dienstplan das verlangt.

- Verhindern Sie, an Stelle des Patienten zu entscheiden. Terminvereinbarungen können nur mit der betroffenen Person passieren.

- Die Zeitgestaltung behält der Patient.

- Der Patient hat Selbstverantwortung, er entscheidet, ob er Medikamente nimmt, wie viel er isst, wie viel er trinkt, was er anzieht, u.v.a.

- Entscheidungen des Patienten einfordern.

- Fachliche Informationen, z.B. über Pflegemaßnahmen gehen direkt an den Patienten.

- Die Kommunikation muss in klaren Sätzen passieren. In den Antworten werden ganze Sätze eingefordert.

- Manipulation ist zu verhindern. Keine Suggestivfragen.

- Die Anrede muss erwachsenengerecht sein. Abweichungen müssen in der Pflegediagnostik begründet sein.

- Die Rolle des Erwachsenen in sämtlichen Lebensbereichen einfordern, z.B. bei Geldangelegenheiten, Bedürfnis nach Partnerschaft, Bedürfnis nach Beschäftigung, u.v.a.

- Die verlängerte Reaktionszeit des alten Menschen beachten. Wenn er länger Zeit zum Überlegen braucht, heißt das nicht, die Pflegeperson muss entscheiden.

Aufgrund der Fülle der Anforderungen passiert es, dass wir regressionsminderndes Pflegen vernachlässigen. Für die Lebensqualität eines alten Menschen ist es aber enorm wichtig, in möglichst vielen Lebensbereichen wie ein Erwachsener begleitet zu werden.

Das intakte Realitätsurteil ist in der regressionsmindernden Pflege zu beachten.

4.7 Der Mensch, von der Geburt zum Alter und zurück

Damit regressives Verhalten besser erkannt wird, verweise ich auf den psycho-sozialen Ansatz von Erik H. Erikson. (Fürstler 2000)

Das Strukturschema der Identitätsentwicklung umfasst acht aufeinander folgende Stadien, die sich über die gesamte Lebensspanne verteilen.

4.7.1 Das Strukturschema zur Identitätsentwicklung

1. Vertrauen versus Misstrauen (1. Lebensjahr)

Lernt ein Säugling Vertrauen, entwickeln sich Selbstvertrauen und Sicherheit. Passiert dies nicht, entstehen Zweifel und Misstrauen, die zur sozialen Isolation führen.

2. Autonomie versus Scham und Zweifel (3. Lebensjahr)

Autonomiestreben wird durch Vertrauen erleichtert, durch angemessene Unterstützung gefördert. Autonomie bedeutet Verfolgung der eigenen Ziele. Autoritäre Gehorsamsforderung stört die gesunde Entwicklung von Autonomie, es kommt zu Ausbildung von ungesunder Scham und Zweifel.

3. Initiative versus Schuldgefühle (4. und 5. Lebensjahr)

Kinder haben in diesem Alter bereits ein Ich-Bewusstsein. Es geht darum, welches Ich sie sein wollen. Die Identifikation mit den Eltern ist typisch für diese Phase. Das Gewissen wird durch Identifikation mit den Eltern gebildet. Es gibt aber auch Helden, mit denen man sich identifiziert und die man in Spielen darstellt. Kinder in dieser Stufe entdecken die Welt.

Sie sind kreativ, haben unersättliche Wissbegier, schließen Kontakte außerhalb der Familie. Gefahren in dieser Stufe sind die Ausbildung eines ängstlichen, heteronomen Gewissens und eines unrealistischen Ich-Ideals.

4. Wertsinn versus Minderwertigkeit (mittlere Kindheit)

Dieses Stadium ist durch Lernanforderung und Leistungsbewertung beherrscht. Entsprechend ist das vorherrschende Thema Leistungsvertrauen oder Misserfolgsängstlichkeit und Minderwertigkeitsgefühle.

5. Identität versus Rollendiffusion (Adoleszenz)

In dieser Stufe geht es um Bildung von Identität. Der Jugendliche muss verschiedene Facetten eines Selbstkonzeptes mit seinem Geschlecht, seiner Familienherkunft, seiner Religion, seinen Werte usw. in sein Selbstbild integrieren.

Versagt der Jugendliche dabei, resultiert Rollendiffusion, die oft zu Instabilität, abweichendem Verhalten und Drogenmissbrauch führt.

6. Intimität versus Isolation (Beginn des Erwachsenenalters)

Intimität mit anderen setzt eine gut integrierte Identität voraus. Intimität meint den Aufbau von Solidarität in einer Wir-Gruppe, Abwehr von Einflüssen und Menschen, die für das eigene Ich gefährlich sein könnten. Intimität meint auch sexuelle Beziehungen. Intime Beziehungen stabilisieren die Identität. Isolation ist die Folge von Misslingen.

7. Generativität versus Stagnation (mittleres Erwachsenenalter)

Generativität, die Förderung der Entwicklung der nächsten Generation, ist die Entwicklungsaufgabe dieser Stufe. Fehlt dieser Erfolg, sind Stagnation, Selbstabsorption und/oder Langeweile zu erwarten.

8. Ich-Integrität versus Verzweiflung (spätes Erwachsenenalter)

Im Alter reflektiert ein Mensch seine eigene Biografie. Es gilt die Begrenztheit des Lebens zu akzeptieren. Zufriedenheit mit der Vergangenheit ermöglicht Integrität. Wird diese nicht erreicht, drohen Verzweiflung, Todesangst und Vorwürfe gegen sich selbst. (Fürstler 2000, S.180-182)

4.7.2 Die Entwicklung des Menschen

Entwickungspsychologie (Fürstler 2000, S.123-176)
„Entwicklungspsychologie beschäftigt sich mit den Veränderungen (= Entwicklung) des Verhaltens und des Erlebens des Menschen im Laufe seines gesamten individuellen Lebens und versucht die Faktoren, die dieses steuern, zu entschlüsseln."

Um Menschen im Zurückgehen zu früheren Stufen der Entwicklung besser zu verstehen, sie zu fördern und nicht zu überfordern, möchte ich die Merkmale der verschiedenen Entwicklungsstufen in Erinnerung rufen. Pflegepersonen sind sich oft nicht einig, ob es gut ist, alte Menschen mit Spielen der Kinderzeit zu konfrontieren oder nicht.

In der Regression sind das oft wesentliche Ansätze zur Stabilisierung, damit uns Menschen verstehen können.

4.7.3 Frühe Kindheit (Geburt bis Ende des dritten Lebensjahres)

Das Neugeborene

Babys sind nicht hilflos, sie kommunizieren mit ihrer Umwelt bereits in den ersten Stunden ihres Lebens. Jedes neugeborene Baby reagiert ab den ersten Stunden seines Lebens mit einer Reihe von angeborenen Reaktionen. Es macht kriechende Bewegungen, es dreht seinen Kopf nach allem was seine Wange streift, es versucht zu saugen. Das Baby mag alles was ihm angenehm erscheint, z.B. süßen Geschmack. Babys versuchen unangenehmen Reizen wie grellem Licht, lauten Geräuschen, strengen Gerüchen, schmerzhaften Reizen zu entkommen.

Babys sind von Anfang an soziale Wesen. Lieber hören sie menschliche Stimmen als andere Geräusche, lieber beobachten sie menschliche Gesichter als andere Muster. Im Alter einer Lebenswoche kann das Baby die Stimme der Mutter von anderen unterscheiden. In der zweiten Lebenswoche nimmt es die Stimme der Mutter und das Gesicht als Einheit war.

Gefühle und Stimmung von Mutter und Kind stimmen sich aufeinander ab. Ein drei Monate altes Baby kann bereits lachen, wenn die Mutter lacht oder weinen, weil es auf einen Negativreiz der Mutter, z.B. Stirnrunzeln reagiert.

Die Sinne sind beim Neugeborenen gut ausgebildet, allerdings beschränkt sich das Sehen auf einen engen Radius, das Fixieren mit beiden Augen macht Schwierigkeiten.

Die Motorik ist beim Neugeborenen noch unreif, sie besteht vorwiegend aus allgemeinen Bewegungen, wie Winden des Körpers, Stoßbewegungen mit Armen und Beinen, die Geschmeidigkeit und Zielgerichtetheit fehlen. Neugeborene schreien bei Hunger, Unwohlsein, Schmerzen, auch beim Aufwachen und Einschlafen. Bei Überforderung durch Reize kommt ebenfalls das Signal Schreien. Schreien kann beim Neugeborenen Ausdruck von Belastung sein, aber auch eine Strategie, um Belastung abzureagieren.

     Integratives Pflegekonzept® Maria Riedl

Das Baby im Alter von zwei bis vier Monaten

Mit zwei bis vier Monaten erfolgt die Ablösung des Neugeborenenverhaltens. Einige Verhaltensweisen und motorische Reflexe des Neugeborenen werden abgelegt, dafür tauchen andere neu auf. Das Baby fängt an visuell gesteuert zu greifen, es wird zielsicherer. Das Kind entwickelt in diesem Lebensalter weichere und flexiblere Bewegungen. Es beginnt den Kopf in verschiedenen Körperpositionen aufrecht zu halten. Differenzierte Laute und Lallen entstehen, weil sich der Kehlkopf senkt. Dadurch wird Verschlucken möglich. Die Sinnesorgane Augen und Ohren lernen nun Reize genauer aufzunehmen. Es tritt das erste soziale Lächeln im Wachzustand bei einer vertrauten Person auf. Das Kind wird pausbackiger, entspricht in seinem Aussehen dem Kindchenschema. Das Kind interessiert sich in diesem Lebensalter besonders für das Gesicht des Partners, dessen Mimik wird zur Informationsquelle für das Kind. Nachahmung und Lautsprache sind die Kommunikationsmittel dieser Zeit.

Das Baby im Alter von sechs Monaten

Das Baby ist stabiler geworden. Es schläft nachts durch und die Tageszeiten verlängern sich. Es kann frei sitzen, dabei den Kopf drehen ohne die Balance zu verlieren. Es kann den Oberkörper seitlich drehen um etwas Interessantes zu erreichen. Sehschärfe und Entfernungssehen entsprechen fast der Fähigkeit eines Erwachsenen. Das Erkunden passiert nicht mehr mit Mund und Zunge allein, sondern Finger und Hände helfen dabei. Die motorischen Hirnregionen reifen, beidhändiges Greifen wird aufeinander abgestimmt. Das Kind bis sieben Monate lernt Personen und Gegenstände zu unterscheiden. Es unterscheidet Kindergesichter von Erwachsenengesichtern. Es zeigt Interesse für andere Kinder und Babys.

Das Kind kann den Gesichtsausdruck der Stimme umgebender Personen zuordnen, es zeigt auch eindeutiges Ausdrucksverhalten wie Ärger oder Überraschung an sich selber.

Das Baby im Alter von acht bis zehn Monaten

In dieser Zeit erproben die meisten Kinder die ersten Formen der Fortbewegung. Sie beginnen nach Objekten vor ihren Augen zu suchen. Viele werden in dieser Zeit bei Fremden unsicher, man kennt dies als die Acht-Monate-Angst.

Das Kind kann sich jetzt aus dem Liegen aufsetzen, vorbeugen und seitlich drehen. Räumliche Erfahrung wird durch Robben, Krabbeln, Rollen, Rutschen gemacht.

Das Baby im Alter um zwölf Monate

Das freie Gehen beginnt. Durch motorische Freiheiten wird die Raumorientierung komplexer. Einfache Gegenstände wie Löffel oder Tasse werden der richtigen Verwendung zugeordnet. Sprache und Mimik werden ergänzt. Die Kommunikationsmöglichkeiten werden auch um Nicken, Verneinen und Kopfschütteln erweitert. Erste Rituale wie zu Bett gehen werden erfasst. Die ersten Einzelwörter tauchen auf. Das Interesse an anderen Kindern steigt. Die ersten Trennungsreaktionen werden gezeigt, wenn ein Kind z.B. die Mutter weggehen sieht.

Das Kleinkind (18-24 Monate)

Motorische Veränderungen, kognitive Veränderungen, Kommunikationsentwicklung kennzeichnen diesen Lebensabschnitt.

Das Kind entwickelt sich vom Baby zum Kleinkind. Es entwickelt die Sprache immer mehr als Kommunikationsmittel. Die Bewegungsabläufe werden eleganter und routinierter. Das Kind will Alltagshandlungen selber machen, lernt mit Trotzverhalten zu zeigen, was es möchte. Das Kind tritt aus der engen Mutterbeziehung heraus und sucht nun auch den Vater- und Geschwisterkontakt.

Die Sprachentwicklung in vier Stadien ist der Meilenstein dieser Periode. Das Lallen ist die Vorstufe der Wortsprache. Dann folgen einfache Silben, die an Lautstärke und Intensität gewinnen. Das zweijährige Kind zeigt uns die Einwortsprache. In Einwortsätzen liegen viele Bedeutungen. Am Ende des zweiten Lebensjahres geht die Sprachentwicklung in Zweiwortsätze über.

Am Ende des dritten Jahres kommt es zur Ausprägung des Telegrammstils. In diesen Zeitraum fällt auch das Fragealter. Diese Epoche ist für die kognitive und emotionale Entwicklung des Kindes besonders wichtig. Fragen der Kinder haben den Informationsgewinn und die Kontaktsicherung zum Ziel. Die gesamte Sprachentwicklung eines Kindes reicht weit in das sechste Lebensjahr hinein.

　　　　Integratives Pflegekonzept® Maria Riedl

4.7.4 Die spätere Kindheit (vom vierten bis zum zwölften Lebensjahr)

Das Spiel, die Schule und ihre Bewältigung, die Identifikation mit dem eigenen Geschlecht und die Bedeutung der Gleichaltrigen sind die Paradigmen der Entwicklung in diesem Lebensabschnitt.

Das Spiel ist eine elementare Beschäftigung und eine höchst aktive Form des Lernens. Spielzeug soll die Fantasie anregen.

Die Identifikation mit dem eigenen Geschlecht ist eine der Errungenschaften dieser Stufe. Der langjährige vorrangige Erklärungsversuch mit Freuds Theorie der psychosozialen Entwicklung wurde wurde von kognitiven und sozialen Erklärungsversuchen verdrängt. Diese besagen, geschlechtstypisches Verhalten wird sehr früh aufgebaut und ist auf gelungene Interaktion zwischen Kind und sozialer Umwelt zurückzuführen.

Die Entwicklung eines Kindes wird durch die Schule in starkem Maß geprägt. Schulfähigkeit heute verlangt kognitive Leistungen, soziale Kompetenz und Kompetenzen der Arbeitshaltung. In einer Gleichaltrigengruppe werden soziale Interaktionen geübt, prosoziale Kompetenzen entwickelt und Freundschaften aufgebaut.

In diese Stufe fällt auch die Entwicklung eines moralischen Urteils nach Piaget und Kohlberg. Unter Moral versteht man Grundsätze aufgebaut auf Tradition, Gesellschaftsform, Religion, Ethik und sittlichem Verhalten für einen bestimmten Zeitpunkt. Diese reguliert zwischenmenschliches Verhalten.

Piaget hob drei Stadien der Entwicklung des Gerechtigkeitsbegriffes hervor.

Stadien nach Piaget

1. Bereits in der Vorschule lernt ein Kind zwischen gut und schlecht zu unterscheiden. Es handelt sich dabei um fremdbestimmte Moral, denn ein Kind hält sich daran, was Eltern oder wichtige Erwachsene für gut oder böse halten.

2. Im Stadium von etwa 7-12 Jahren entwickelt es langsam ein selbstbestimmtes moralisches Urteil. Durch die Gruppe der Gleichaltrigen des Kindes lernt es, dass Eltern und Kinder oft unterschiedlicher Meinung

sind. Das Kind sucht nach Regeln, die absolut und ohne Ausnahme gelten.
Es ist noch nicht in der Lage Umstände zu berücksichtigen, die ein
Abweichen von der Regel erlauben.

3. Ab dem 12./13. Lebensjahr sind Jugendliche fähig, schwierige
   Entscheidungen korrekt zu treffen. Heute weiß man, dass sich auch
   Erwachsene auf einer niedrigen Stufe der moralischen Entwicklung befinden
   können, weil die Sozialisation die moralische Entwicklung entweder fördert
   oder hindert. Die Sozialisation des Einzelnen spielt eine wesentliche Rolle
   für unser moralisches Urteilsvermögen.

Die kognitive Entwicklung unterteilt Piaget in vier Stufen.

Kognitive Entwicklung nach Piaget

Wir wissen, dass es beträchtliche Unterschiede im Tempo der Entwicklung gibt.

1. Die sensumotorische Stufe, Säuglingsalter bis etwa 2 Jahre. Bei der Geburt ist
   ein Säugling mit einer Anzahl funktionsbereiter Reflexe ausgerüstet. Er schaut
   Dinge an, unterscheidet neue Reize von gewohnten. Er lauscht Geräuschen,
   wendet sich zu und ab, lächelt. Der Säugling lernt Handlungen wiederholen,
   wenn etwas angenehm ist. Diese Stufe wird mit dem Erreichen der
   Objektpermanenz abgeschlossen.

2. Die Stufe des präoperationalen und anschaulichen Denkens, etwa ab der
   Zeit des Kindergarten- und Vorschulalters.
   Die Aufmerksamkeit richtet sich auf einen einzigen Gegenstand oder ein
   einziges Merkmal. Das Kind kann nur einen Wahrnehmungsgesichtspunkt
   gleichzeitig berücksichtigen. Das Kind ist noch weit davon entfernt,
   eigentliche Begriffe zu benutzen oder komplex zu denken.

3. Die Stufe der konkreten Operationen, etwa ab der Zeit der Volksschule.
   Das Kind kann jetzt Gewichtskonstanz annehmen, verfügt über
   Zahlenbegriffe, findet einfache Oberbegriffe. Das Kind in dieser Stufe ist auf
   gegebene Informationen angewiesen, konkret anschaulich oder sprachlich
   repräsentiert.

4. Die Stufe der formalen Operationen, etwa ab dem Jugendalter
   Das Denken geht über vorgegebene Informationen hinaus. Jugendliche sind
   zu abstrakten Denkvorgängen und kritischem Handeln fähig. Sie finden für
   ein Problem mehrere Lösungsvorschläge. Sie wägen Vor- und Nachteile ab.

Kohlberg (1963) berücksichtigt bei der Entwicklung des moralischen Urteils die persönliche Lebensgeschichte.

4.7.5 Das Jugendalter als Lebensabschnitt (11.-17./18. Lebensjahr)

Im Alltagsdenken wird Jugend oft mit Erwachsenwerden assoziiert. Gemeint ist damit ein Übergang zwischen Kindheit und Erwachsenenalter. Die Entwicklung im Jugendalter erreicht in der Persönlichkeitsentwicklung einen Höhepunkt. Dies ist bedingt durch den Aufbau einer Ich-Identität und durch bemerkenswerte körperliche Veränderungen. Die körperlichen Veränderungen beginnen mit der Pubertät. Das Ende der Kindheit wird markant.

Entwicklungsaufgaben dieser Stufe nach Dreher& Dreher (Fürstler 2000, S. 183)

1. Aufbau eines Freundeskreises. Zu Altersgenossen werden tiefere Beziehungen hergestellt.

2. Akzeptieren der eigenen körperlichen Erscheinung, Annehmen von Veränderungen des Körpers.

3. Das Verhalten annehmen, das die Gesellschaft von einem Mann oder einer Frau fordert.

4. Aufnahme intimer Beziehungen zum Partner.

5. Von den Eltern unabhängig werden, bzw. sich vom Elternhaus lösen.

6. Abschätzen was man werden will und dafür können muss.

7. Vorstellungen entwickeln, wie der künftige Partner sein soll.

8. Über sich selbst im Bild sein. Wissen wer man ist und was man will.

9. Entwicklung einer eigenen Weltanschauung. Sich klar werden, welche Werte man hoch hält.

10. Entwicklung der Zukunftsperspektive. Das Leben planen und Ziele ansteuern, von denen man glaubt, dass man sie erreichen kann.

4.7.6 Frühes Erwachsenenalter (18-30 Jahre)

„Im frühen Erwachsenenalter stellen der Eintritt in die berufliche Arbeit, die Partnerwahl, das Leben von Partnerschaft und Elternhaus die zentralen Themen dar.

Partnerschaft und Eltern prägen die Entwicklung im Erwachsenenalter auf der Individualebene und auf der sozialen Ebene. Selbst in hohem Alter bleiben Partnerschaft und vertrauensvolle soziale Beziehungen Faktoren, die Langlebigkeit und Lebensqualität im Sinne eines erfüllten Alterns positiv beeinflussen." (Fürstler 2000, S.189)

Aufgaben für das frühe Erwachsenenalter nach Havighurst (Fürstler 2000)

1. Auswahl eines Partners

2. Mit dem Partner leben lernen

3. Gründung einer Familie

4. Versorgung und Betreuung der Familie

5. Ein Zuhause herstellen, den Haushalt organisieren

6. Berufseinstieg

7. Verantwortung als Staatsbürger ausüben

8. Eine angemessene soziale Gruppe finden

4.7.7 Mittleres und hohes Erwachsenenalter als Lebensabschnitt

„Das mittlere und höhere Erwachsenenalter ist durch Aufbau, Abbau, Konsistenz und Stabilität gekennzeichnet. Auch im Alter bleibt der Mensch entwicklungsfähig. Das gilt nicht nur für Körperfunktionen, sondern auch für soziale und kognitive Fähigkeiten. Die Kompetenz des älteren Menschen steht wie die des Kindes und Jugendlichen im Kontext mit seiner Umwelt." (Fürstler 2000, S.202)

Es liegt oft an den Pflegepersonen, auf alte Menschen fördernd, stabilisierend oder verstehend einzuwirken.

4.8 Regressionsstufen

Aus dem Wissen der Entwicklungspsychologie beschrieben für Pflegeberufe von Fürstler 2000, ergeben sich aus meiner praktischen Erfahrung über viele Jahre die Regressionsstufen.

Jede Stufe zeigt uns dazugehöriges Bewältigungsverhalten, Coping genannt. (Riedl 1998)

Integratives Pflegekonzept® Maria Riedl

Unterteilung der Regressionsstufen

Normales, stabiles altersgerechtes Verhalten, Stufe 0

Vergleichbar mit dem frühen Erwachsenenalter, Stufe 1

Vergleichbar mit dem Jugendalter, Stufe 2

Vergleichbar mit der späten Kindheit, Stufe 3

Vergleichbar mit der frühen Kindheit, Stufe 4

Vergleichbar mit dem Säugling, Stufe 5

Der Vergleich mit der Entwicklung eines Menschen heißt nicht, dass das Verhalten des Menschen als Gesamtes einer früheren Entwicklungsstufe gleicht. Nur in bestimmten Situationen, z.B. bei der Körperpflege, zeigt der Mensch für sein tatsächliches Lebensalter unerwartete Reaktionen.

Es gilt für Betreuungspersonen, Auslöser für Regression zu erfahren und wenn möglich diese zu verhindern. Je nach Regressionsverhalten sind alte Menschen durch unsere Begleitung entweder verstehen zu lernen, zu stabilisieren, zu fördern oder es ist ihnen Sicherheit zu vermitteln. (Im Kap. 6.3.2 beschrieben.)

4.8.1 Verhalten der Stufe 1 – Frühes Erwachsenenverhalten

Der alte Mensch zeigt Verhalten aus der Zeit des jungen Erwachsenenalters. Die Anpassung an die Gegenwart gelingt nicht immer. Die guten alten Gewohnheiten werden verstärkt betont und eingefordert. Die Region des Aufwachsens, die Herkunftsschicht, der Generationsunterschied zu jungen Betreuern wird klar erkennbar. Es gibt viele Tage, an denen der Mensch unauffälliges Verhalten zeigt.

Wichtigste pflegerische Intervention: **Normalität zulassen**

4.8.2 Verhalten der Stufe 2 – Jugendalter (Jugendlicher)

Betagte bringen in die Kommunikation immer öfter den regionalen Schmäh der Jugend ein. Eine provokante Sprache und der Mut zum Dagegensein werden merkbar. Benehmen, Witze, Mode, Lieder, Wünsche passen oft nicht in die typischen Prägungsphänomene heutiger alter Menschen. Der Versuch sich gegengeschlechtlich zu unterhalten wird für Angehörige oft zum Problem. Übertriebene Komplimente kommen oft ungünstig an.

Wichtigste pflegerische Interventionen: **Schmäh, Humor, Toleranz**

4.8.3 Verhalten der Stufe 3 – Späte Kindheit (Großkind)

Ab dieser Stufe lässt die so genannte Über-Ich-Bremse nach. Formulierungen, die Erwachsene normalerweise unterdrücken, kommen ungefiltert heraus.

Der Mensch versucht Bedürfnisse des Heranwachsens ohne Realitätsurteil nachzuholen, z.B. zeigt sich oft Essen im Übermaß bei Menschen, die im Heranwachsen Hunger litten.

Die Identitätserhaltung wird angestrebt. Die Rolle, die ein Mensch in seiner Herkunftsschicht hatte, gibt Sicherheit.

Wichtigste pflegerische Interventionen: **Anleiten, Ressourcen erhalten, Integration, Bedürfnisstillung, Beschäftigungen nach Möglichkeit**

4.8.4 Verhalten der Stufe 4 – Frühe Kindheit (Kleinkind)

Triebwünsche, Tagträume bewegen den Menschen in dieser Stufe. Oft werden Lieblingspflegepersonen gewählt. Rivalitätskämpfe mit anderen Betagten finden statt. Nachspotten oder Nachäffen können beobachtet werden. Sprachauffälligkeiten wie Dauerreden, Selbstgespräche und intime Sprache kommen vor. Schimpfwörter werden bei Ärger eingesetzt.

Die Märchen- und Mythenwelt gibt oft Sicherheit. Menschen in dieser Situation sind oft schwer aus ihrer Erlebniswelt zu holen. Der Mensch ist bei einfachsten Beschäftigungen sehr schnell überfordert.

Wichtigste pflegerische Interventionen: **Begleitung und Hilfe in allen Lebensbereichen, Ressourcen genau einschätzen, Spiele.**
Achten auf Überforderung durch eine ungeeignete Gruppe.

   Integratives Pflegekonzept® Maria Riedl

4.8.5 Verhalten der Stufe 5 – Neugeborenes und Kleinkind bis 18 Monate (Säugling)

Der Betagte zeigt Verhalten, das dem des Säuglings ähnelt. Embryonalstellung ist sichtbar. Der Mensch reagiert aber auf Mund- und Hautreize. Die Sprache zerfällt. Der Saugreflex ermöglicht Trinken. Diese Stufe wird oft bei Menschen nach jahrelanger Bettlägrigkeit und Isolation, unterbrochen durch Grundpflege, erreicht.

Wichtigste pflegerische Interventionen: **Kontaktaufnahme über die Sinne, Körpernähe, Nestwärme. Reizüberflutung meiden.**

Die Maßnahmen der Pflege werden je nach Regressionsstufe verschieden gewählt. Ziel ist, Menschen zu stabilisieren und dann zu fördern. Ist die Förderung aufgrund verschiedener Ursachen nicht möglich, ist eine gelungene Interaktion anzustreben.

4.9 Die Auswirkung der Geschichte auf das Handeln im Alter

Davon ausgehend, dass unsere Erlebnisse im Heranwachsen Auswirkungen auf unser Handeln im Alter zeigen, erscheint es wesentlich, auf die wichtigsten Ereignisse der guten alten Zeit hinzuweisen.

Alte Menschen verstehen zu lernen und das Verstehen in die tägliche Pflege einzubinden ist ein wichtiges Ziel des integrativen Konzeptes. Betagte Menschen im Verhalten zu verstehen, setzt Wissen um deren Vergangenheit voraus.

Wissen wir über das Leben von damals nicht Bescheid, wird Handeln nach früheren Gewohnheiten fehlinterpretiert und oft als Symptom verkannt.

Der Altersunterschied zwischen zu Pflegenden und Begleitern zeigt oft eine Spanne über zwei Generationen.

Meine Recherchen, beschrieben im Band 2, beginnen etwa bei 1900. In den Heimen finden wir heute viele Bewohner, die Zeugen dieser Zeit sind und ihr Verhalten im Alter aus dieser Zeit zeigen. Für die nächste Generation der Heimbewohner sind meine Recherchen zu erweitern.

1910	1915	1920	1925	1930	1935	1940

Vor 1914	1914: 1. Weltkrieg	1918: 1. Republik		1929: Welt- wirtschaftskrise	1933: Ende der Demokratie	1938: Anschluss an D, 1939: 2. Weltkrieg

Genogramm

Name bei Geburt:

geboren am:

Wohnort:

Mutter:

Vater:

andere Bezugspersonen:

Herkunftsschicht:

eigener Beruf:

Gatte/Gattin:

Kinder:

Herkunftsschicht des Partners:

früherer Wohnort des Partners:

Schwiegereltern:

Körper

Gesundheit (physisch und psychisch),
Kraft, Geschicklichkeit, Ausdauer,
Schönheit; Hunger ...
Copings

Sozialwe

Eltern, Bezugsper
Vorbilder, Erzieh
Misstrauen, Hein
Interaktionsstil (a
liebenswürdig – ;

Identität – erkennbare Schwer

1945	1950	1955	1960	1965	1970	1975

1945: 2. Republik, Große Koalition	1955: Staatsvertrag	1966: ÖVP-Regierung	1970-1983: SPÖ-Regierung, Ära Kreisky

...lt	Arbeit, Leist., Freizeit	Materielle Sicherheit	Werte
...sonen, Geschwister, ...ungsstil, Vertrauen – ...at, Wohnorte, ...utoritär – unterwürfig, ...bweisend,...)	Spracherwerb, motorische Fähigkeiten, Reinlichkeitserziehung, Spiele, Schule, Beruf, Kollegen, Hobbys,...	Spielsachen, Besitz, Finanzen, Betrieb, Grundbesitz, Tierhaltung,... Was gibt Sicherheit?	Familienwerte, Kultur, Ethik, Religion, Zufriedenheit, Pünktlichkeit, politische Gesinnung, Vereine,...

...unkte:

...iedl

Wissen über die gute alte Zeit, eingebaut in die tägliche Pflegearbeit, wirkt sich auf die Orientierung von Menschen günstig aus. Dieses gibt alten Menschen das Gefühl, ihre Vergangenheit ist uns wichtig, es stärkt die Identität.

Viele Trainings in der Pflege können darauf aufgebaut werden und verlaufen erfolgreich, weil der Betagte ein Motiv hat, mitzumachen und aus der guten alten Zeit positiv motiviert wird.

Die Zeitleiste soll Information darüber geben, wann ein Mensch wo gelebt hat und was in dieser Zeit geschichtlich gesehen wichtig gewesen sein könnte.

4.10 Biografiearbeit in der Pflege

4.10.1 Der Mensch als einzigartiges Wesen

Jeder von uns hat Erfahrungen gemacht, die uns in vielen Belangen von den anderen Menschen unseres Bekanntenkreises unterscheiden. Jeder hat andere Gewohnheiten, Vorlieben, Erfahrungen, usw.

Die bevorzugten Gesprächsthemen sind verschieden, und oft probiert man im Gespräch einige Themen aus, bis man eines gefunden hat, das alle mehr oder weniger anspricht. Jeder Mensch ist einzigartig!

Menschen sind Wesen, die ihr Wissen und ihre Erfahrung vor allem sprachlich in Geschichten weitergeben. Als Individuum, als Person haben wir unseren Boden in einem persönlichen Hintergrund. Unsere Geschichten wurden als Erfahrungen auf dem Lebensweg wahrgenommen und als Biografie ins Leibgedächtnis eingeschrieben.

Die Umwelt hinterlässt Eindrücke, leiblich konkrete Spuren, Gedächtnisspuren durch individuelle und kollektive Traumatisierungen, zuweilen körperliche und seelische Narben.

Die Biografie ist für uns nicht das, was auf dem Papier steht. Die wahre Biografie ist im Leibgedächtnis eingeschrieben. Biografie ist das was subjektiv erlebt wurde.

Unsere persönlichen Geschichten, die wir in unserem sozialen Umfeld und im Arbeitsbereich erfahren haben und was wir zufällig erlebt haben, erzählen wir weiter als Biografie. Unser Verhältnis zu anderen Menschen, zu Gegenständen und Vorgängen, zu Erlebnissen und Werten geben wir weiter und bilden dadurch für uns selbst unsere persönliche Identität aus sowie für die Anderen unsere soziale Identität.

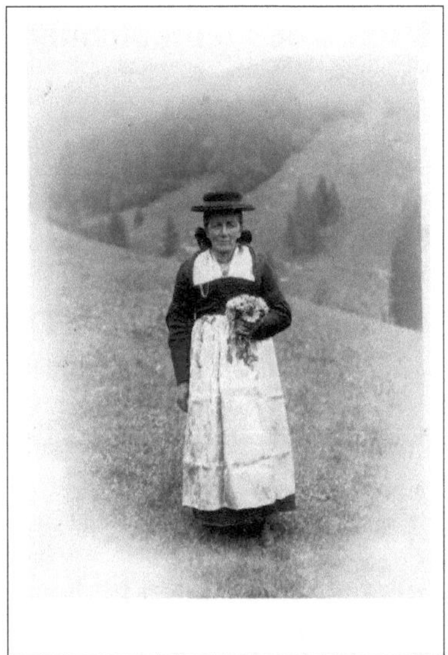

Wir sind also auf unseren Lebenswegen nicht allein, sondern mit den Weggefährten unseres sozialen Netzwerkes im Konvoi unterwegs. Erfahrungen und Widerfahrnisse werden gemeinsam durchlebt und können erinnert, berichtet, weitergegeben werden. Sie tragen auf diese Weise zur Konstitution unserer persönlichen und sozialen Identität bei. (Petzold 2003, S.176-211)

„Biografien sind also immer beides zugleich: Die besondere Lebensgeschichte einer Person und konkretes 'Dokument' einer allgemeinen – im Sinn von kollektiv geteilten – gesellschaftlich-historischen Geschichte." (Petzold 2003, S.11)

Das Zusammenfügen der Autobiografie ist eine tägliche Aufgabe, sie wird erstellt aus den Geschichterln, den Episoden (Geschichten auf dem Lebensweg) aus dem autobiografischen Gedächtnis des Menschen.

Im episodischen Gedächtnis, bestehend aus Gehirnzentren um den Hippocampus, speichern wir eigene oder von anderen erzählte Erlebnisse mit Hinweisen auf Zeit, Ort und beteiligten Personen (Petzold 2003, S.188; Roth 2001, S.176-211). Ein Teil davon, das autobiografische Gedächtnis, enthält die Episoden, die wir in unserem sozialen Gefüge unseren Begleitern auf dem Lebensweg gerne erzählen.

Biografien müssen gegenseitige Anerkennung zur Identitätssicherung ergeben.

4.10.2 Die Identität einer Person

Unsere Identität, unser Selbstwertgefühl, ist aufgebaut auf mehreren Bereichen unserer Person. Den fünf Säulen der Identität nach Petzold, von Orth (2003, S.130-138) beschrieben, möchte ich Erzählungen von alten Menschen aus Österreich gegenüberstellen.

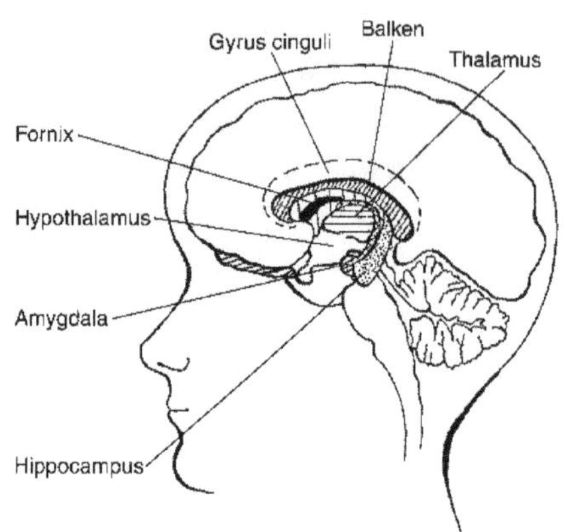

Folgende fünf Säulen bilden unsere Identität

1. Leiblichkeit

Gute Gesundheit, erfüllte Sexualität, Erleben leiblicher Integrität, Zufriedenheit mit dem eigenen Aussehen. „Sich in seiner Haut wohl fühlen", „in seinem Körper zu Hause sein" kennzeichnen die Gesundheitssäule.

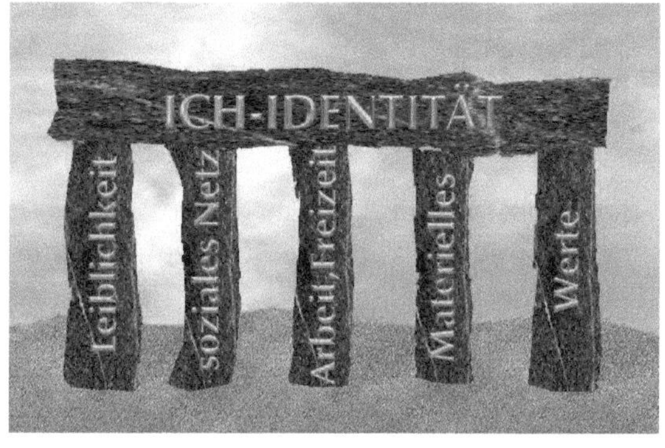

Die modernen Anforderungen an „Fitness" und „Wellness" und der Zwang zum marktgängigen Schönheitsideal können bei vernünftiger Dosierung eine gesunde Leiblichkeit fördern, sie können bei zu viel aufgewendeter Mühe das Identitätsbewusstsein auch bedrohen.

Denken wir darüber nach, wie Leiblichkeit früher definiert war. Gesundheit wurde durch Mittel der Volksheilkunde erhalten. Wenige Menschen konnten einen Arzt aufsuchen, weil die finanziellen Mittel nicht ausreichten. Krankenkassen im heutigen Sinne gab es nicht.

Das eigene Aussehen war, wie wir auf alten Fotos sehen können, von anderen Idealen begleitet als heute. Man musste schwer arbeiten, deshalb wurde

                    Integratives Pflegekonzept® Maria Riedl

auch deftig gegessen. Körperfülle war gefragt, um arbeitsfähig zu sein. Die Kleidung, der Schmuck und der Besitz waren schichtabhängig. Behinderte Menschen dieser Zeit hatten wenig Anerkennung und Förderung. Viele von ihnen blieben auf dem elterlichen Hof und wurden als Dienstboten geduldet.

2. Soziales Netz, Sozialwelt

Die sozialen Beziehungen, Familie, Heimat, Freundeskreis, KollegInnen bilden die zweite Identitätssäule. Die Identifikation „Ich habe eine gute Familie, einen netten Freundeskreis" und die Identifizierung der anderen „Bei euch fühle ich mich wohl, ich plaudere gerne mit euch, da kenne ich mich aus, ich kenne die Umgebung, die Pflanzen, die Berge, verstehe die Sprache," geben eine stabile Säule der Identität.

Das soziale Netz früher war hauptsächlich durch Familie und Verwandtschaft gestützt. Die Mehrgenerationenfamilie unter einem Dach war üblich. Das älteste Familienmitglied hatte das Sagen. In ländlichen Regionen waren Lehrer, Doktor und Pfarrer die Angesehensten im Ort und hatten entsprechend Autorität.

3. Arbeit, Leistung, Freizeit

In unserer Kultur haben die Berufstätigkeit, der berufliche Status und die beruflichen Leistungen einen hohen Stellenwert. Auch wenn die Zeit vorbei ist, als man lieber „kein Beruf" in das amtliche Formular schrieb als „Hausfrau und Mutter" - die Doppelbelastung von Arbeit im Dienst und Dienstleistungen zu Hause können Belastungen und Erschöpfungszustände ergeben, die die eigene Identität von Frauen häufig überlasten.

Arbeit, Leistung und Freizeit früher kommen im Verhalten von alten Menschen heute klar heraus. Eine geregelte Arbeitszeit gab es nicht. Man stand dem Dienstgeber zur Verfügung und war froh gebraucht zu werden. Vor der Arbeitslosigkeit hatten Menschen große Angst, es gab in dieser Zeit keine finanzielle Unterstützung.
Zur Zeit der Kriege, als viele Männer eingerückt waren, mussten Frauen, Kinder und Behinderte die fehlenden Männer zu Hause ersetzen.

4. Materielle Sicherheiten

Geld, Wohnung und Kleidung haben für die Identität große Bedeutung.

Finanzielle Spielräume eröffnen wichtige Freiräume. Die Abhängigkeit vom Geld des Ehemannes oder der Sozialhilfe können die Identität stark einschränken.

Materielle Sicherheiten in der früheren Zeit waren häufig Besitz in Form von Grund und Wald. Das Vertrauen in Banken hatte man durch die Geldentwertung verloren. Man eignete sich materielle Güter an.
Familienbetriebe, die weitervererbt wurden, gaben Sicherheit. Großfamilien, die sich gegenseitig halfen, gaben ebenfalls Sicherheit.

5. **Werte**
Das Bekenntnis zu religiösen, humanitären, politischen, ökologischen oder anderen Werten und die Zugehörigkeit zu Glaubensgemeinschaften, Organisationen und Vereinen sind wichtige identitätsbestimmende Quellen. Werte werden verkörpert, sie erzeugen eine Haltung und zeigen sich im Verhalten (Petzold 2003, S.137).

Werte der früheren Zeit waren bestimmt durch die Religion. Männer waren auch bei Vereinen. Frauen wurde eine Vereinszugehörigkeit oft untersagt. Nach den Vorstellungen der Gesellschaft anständig zu leben war identitätsbestimmend. Besonders Frauen waren diesen Vorstellungen streng unterworfen.

4.10.3 Copingreaktionen

Unter Coping wird allgemein die Bewältigung von belastenden Ereignissen verstanden. Ich halte mich in diesem Abschnitt an die Beschreibung von Seel 2001 und ergänze mit meinen Erfahrungen.

Bei alten Menschen verstehe ich unter Coping das Verhalten, die Probleme des Alters zu bewältigen. Copingverhalten im Alter ist von der Biografie des Einzelnen abhängig. Wir lernen in unserer Entwicklung, wie wir Krisen in unserem Leben bewältigen. Es stehen individuell verschiedene Bewältigungstechniken zur Verfügung.

Jeder Mensch hat ein für ihn typisches Muster der Bewältigung. Von Menschen, die wir über einen längeren Zeitraum begleiten, erkennen wir die Copingreaktionen klar.

Im Regressionsverhalten verändern sich Erwachsenencopings zu oft naiven Reaktionen, aber die Grundverarbeitungsmuster bleiben ähnlich.

Durch Biografiearbeit erkennen wir auch veränderte Reaktionen. Eingesetztes Coping ist als Ressource eines Menschen zu sehen. Zeigt uns ein Mensch eine Copingreaktion, ist das für Begleiter ein Zeichen, dass der Mensch etwas bewältigen will.

Verarbeitungs- oder Bewältigungsweisen können gleichzeitig oder nacheinander auftreten.

Kognitive Verarbeitungsweisen:

Zu diesen Verarbeitungsweisen zählen:

- Bagatellisieren oder Verleugnen der Krankheit oder der Beschwerden.

- Übertriebene Eigenbeobachtung und maximale Aufmerksamkeit auf Beschwerden.

- Erkärungsversuche für die Veränderung, z.B. Vorwürfe gegen sich selbst oder andere; der Versuch, der Krankheit einen Sinn zuzuschreiben usw.

Affektive Verarbeitungsweisen:

Affektive Verarbeitungsweisen umfassen das ganze Spektrum von Stimmungen, Affekten und Gemütsbewegungen. Diese können sich in pathologischen Reaktionen, z.B. in einem psychischen oder physischen Zusammenbruch zeigen.

Die Auseinandersetzung mit der Krankheit, mit dem Zustandsbild des Alters findet über folgende Verhaltensmuster statt:

- Angriff: Trotz Problemen vorhandene Leistungsfähigkeit zeigen. Arbeiten, Bewegungen, um die Situation zu bewältigen.

- Kapitulation, Rückzug: Von allem nichts mehr wissen wollen, nichts wahrnehmen wollen. Sich zurückziehen, sich schlafend stellen.

- Flucht: Ablenken durch intensive Beschäftigung mit anderen Themen. Erzählen, reden, handeln, um zu zeigen, „man" kann noch etwas.

- Relativieren: Herunterspielen der Krankheitsbedeutung, auch im Vergleich mit anderen Leidenden. Glücklich sein in seiner Situation, ohne sich der Realität zu stellen.

Alte Menschen mit psychischer Gesundheit können kognitive und affektive Verarbeitungsweisen zeigen. Menschen mit Demenz zeigen bei Fortschreiten der Erkrankung sehr oft affektive Copingreaktionen.

4.10.4 Wozu Biografiearbeit?

Biografiearbeit ist notwendig, um Menschen zu verstehen. Biografiearbeit wird besonders notwendig, wenn Betagte aufgrund diverser Erkrankungen uns ihr Verhalten nicht erklären können.

Durch Biografiearbeit kann die Identität eines Menschen gestärkt werden. Biografiearbeit ist wichtig, um die Psyche von alten Menschen zu stabilisieren.

Biografiearbeit ist wichtig um adäquate Beschäftigungen anbieten zu können. Aktivierung und Reaktivierung verlangen Wissen aus der Vergangenheit einer Person. (Böhm 1991; Petzold 2003; Orth 2003)

Wir unterscheiden kollektiv erlebte Geschichte und individuell erlebte Gefühlsbiografie. Bei Menschen mit Abbau bzw. in der Regression ist die sogenannte Psychobiografie von Bedeutung. Schlüsselreize können als Motivation zum Erzählen eingesetzt werden, wie der Volksmund sagt: „Wenn das Herz voll ist, geht der Mund über."

4.10.5 Überlegungen zur Biografieerhebung

Das Gesprächsklima während der Erhebung ist oft dafür verantwortlich, ob und wieviel Biografie erzählt wird oder nicht. Aber es gibt kein Patentrezept.

Ich gebe Erfahrungen aus meiner Praxis weiter. Die **Hinweise** sollen helfen, den Gesprächseinstieg zu erleichtern.

- **Gewohnheiten**
  Nachtdienstschwestern erzählen oft, dass Betagte gerne aus ihrer Biografie plaudern, wenn die Pflegeperson für sie alleine Zeit hat. Manche Menschen erzählen während einer Beschäftigung sehr gerne, z.B. Frauen beim Kochen.

Männer wiederum erzählen oft bei einem Gläschen Wein.

- **Milieusprache**
  Wir alle wissen, Muttersprache verbindet. Sind wir irgendwo im Ausland auf Urlaub, freuen wir uns über jeden, der unseren Dialekt spricht. Dieser schafft Vertrauen. Sprache kann aber auch Misstrauen wecken, z.B. können betagte Menschen durch negative Kriegserlebnisse misstrauisch sein gegenüber KollegInnen, die aus Ländern ehemaliger Kriegsgegner kommen.

- **Störfaktoren**
  Lassen sie sich beim Erhebungsgespräch nicht durch Telefon oder Schwesternruf stören. Emotionale Erzählungen werden dadurch unterbrochen und selten gibt es eine Fortsetzung. Beachten Sie auch, dass manche Betagte nicht in einer Runde erzählen wollen.

- **Adaptionszeit**
  Alte Menschen brauchen relativ lange um ins Gespräch zu kommen. Biografiearbeit braucht Zeit.

- **Bezugspersonen**
  Bezugspersonen erleichtern die Erhebung. Wir alle überlegen genau, wem wir für uns wesentliche, emotionale Geschichten erzählen. Der Betagte wählt seine Vertrauensperson selber.

- **Benehmen und Erscheinungsbild**
  Wir wissen, dass viele Betagte Menschen mit geistigem Abbau ein für sie korrektes Erscheinungsbild von den Betreuern verlangen. Dieses äußere Bild ist an die gute alte Zeit gekoppelt.
  Ich habe sehr oft Negativmeldungen von Betagten gehört, wenn das Outfit von Pflegepersonen nicht passt, wenn sie z.B. zu viel Haut für die Vorstellung von Betagten zeigen, die Dienstkleidung transparent u.Ä. ist. Oft werden deshalb auch anzügliche Bemerkungen gemacht. Das Auftreten der Pflegeperson muss den Anstandsregeln der früheren Zeit entsprechen.

- **Nonverbale Botschaften**
  Nonverbale Botschaften wie schnelles Sprechen, Weinerlichkeit, hohe Stimmlage, Nesteln, motorische Unruhe vermitteln, wie es der Person bei der Erzählung geht.

- **Dialog**
  Den Dialog suchen, Biografiearbeit ist kein Ausfragen! Die Erfahrung hat gezeigt, dass es nötig ist, dass auch die Pflegeperson von sich erzählt. Biografiearbeit ist gegenseitiges Erzählen, ist Zusammenarbeit, ist Dialog.

- **Notwendigkeit**
  Der Klient muss erfahren, wozu Biografiearbeit notwendig ist. Vielen Betagten unserer Station ist aufgefallen, dass wir uns viel Zeit nehmen für persönliche Gespräche.

  Wenn wir gefragt wurden, warum uns ihre Geschichte interessiert, informierten wir korrekt, meist mit der Erklärung: Damit wir Ihr Verhalten besser verstehen können.

- **Ausdrucksstärke**
  Gewohnheiten, wie Introvertiertheit oder Extrovertiertheit werden merkbar. Betagte, die gerne und viel redeten, werden auch in der Erhebung zu erzählen haben. Sie werden sich relativ leicht motivieren lassen zu erzählen. Andere werden schwer motivierbar sein und überlegen genau, wann und wem sie erzählen.

- **Emotionen**
  Gefühlsäußerungen sind bei Geschichten aus der Emotion Begleiterscheinungen, die dazu gehören. Nicht selten kommen Tränen, wenn ein Mensch eine ihn berührende Geschichte erzählt. Pflegepersonen verbinden Tränen oft mit „unangenehm" und beenden das Gespräch tröstend. Kommen Erzählungen aus der Emotion, gehören gefühlsbetonte Äußerungen dazu.

- **Persönlich Erzähltes**
  Psychobiografie muss vom Klienten selber, nicht von seinen Angehörigen erhoben werden. Psychobiografie sind subjektiv erlebte Geschichten. Das Gefühl zu einer Episode kann nur der Betreffende beschreiben.

- **Sprachstörungen**
  Kann ein Klient nicht sprechen, ist es oft günstiger, ihn zu beobachten als Angehörige zu befragen. Wir müssen bei Sprachgestörten unsere Wahrnehmung schärfen. Wir brauchen Reaktionen von Betagten, um Verhalten zu verstehen. (Kap. 4.11)

  Integratives Pflegekonzept® Maria Riedl

- **Zeitgitterstörungen**
  Menschen mit Verwirrtheit erzählen, was ihnen auf einen Schlüsselreiz oder
  bei einem bestimmten Anlass einfällt. Die Geschichten sind nicht chronolo-
  gisch geordnet. Sie werden inhaltlich oft durcheinander erzählt, viele Episoden können zeitlich nicht zugeordnet werden, die Person weiß aber, das ist
  meine Geschichte.

Wie lange das biografische Gespräch dauern kann, entscheidet der Klient aufgrund seiner Motivation zum Erzählen oder seinen Möglichkeiten. Oft sieht
man betagte Menschen, die verlernt haben, Geschichten zu erzählen, hier wird
Vorarbeit, am besten mit Gedächtnistraining wie beschrieben notwendig sein.
Mehrere Gespräche und Trainings werden der Biografiearbeit vorangehen.

Prinzipiell entscheidet der alte Mensch, ob, wann und wem er seine Geschichten erzählen will. Manche Menschen schreiben oder zeichnen ihre momentane
Gefühlssituation.

Alte Menschen brauchen oft lange und adäquate Reize, um sich Pflegepersonen
anzuvertrauen.

4.10.6 Bedeutung der Geschichte für die Biografiearbeit

Wie beschrieben ist die Geschichte für jeden Menschen in seinem Lebenslauf
von anderen Wertigkeiten und Bewertungen besetzt. Es gibt einen Unterschied,
wo und wann Menschen geschichtliche Ereignisse erlebt haben.

Unsere heutigen Betagten erinnern sich in ihren Erzählungen am meisten an die
Herkunftsfamilie, an die beiden Weltkriege, an Kriegsgegner, an die Hungers-
not, an die Armut, an die Arbeitlosigkeit, an die Schicksalsschläge während des
Krieges. Regionale Geschichte ist zum Teil kollektiv Erlebtes, die subjektive
Empfindung bleibt aber individuell.

Wichtig für uns in der Pflege ist Wissen über:

- die frühere Arbeitswelt, wie waren die Arbeitsbedingungen

- Familiengeschichte, Aufbau und Gefüge einer Familie

- Sozialgeschichte, das soziale Netz seinerzeit

- Freizeitgeschichte, welche Möglichkeiten gab es die karge Freizeit zu gestalten

- Heimat, Kulturgeschichte und Werte der damaligen Zeit, was unterscheidet Kultur damals von Kultur heute

Prägender als die historische Geschichte ist die regionale Geschichte. Diese ist zugeschnitten auf Brauchtum in verschiedenen Regionen und verschiedenen Schichten. Brauchtum bleibt in leicht veränderter Form von Generation zu Generation erhalten.

Erlernbar ist die regionale Geschichte von den Zeitzeugen, in den Museen, aus Tagebüchern, aus Interviews mit alten Menschen, aus den Lebensregeln wie Sprichwörtern, Geboten, usw.

An Jahren ältere Betreuungspersonen verstehen kollektive Prägungsmuster besser. Junge Pflegepersonen brauchen für das Konzept oft eine Auffrischung des Geschichtsunterrichtes. Prägungsmuster der so genannten guten alten Zeit sind für junge Menschen ohne Geschichtswissen nicht nachvollziehbar.

Im Band 2 sind viele Hinweise dazu beschrieben.

4.10.7 Inhalte einer Biografie

Psychobiografie darf kein Ausfragen mittels eines Fragenkataloges sein. Was bei einem Anlass, einem Schlüsselreiz als Geschichte kommt, ist für uns Biografie. Prinzipiell sei gesagt, Biografie ist etwas Dynamisches und hört nie auf zu wachsen, solange ein Mensch lebt.

Sie beginnt bei der Geburt und führt durch das Leben einer Person. Ein Teil der Erzählungen werden Daten quer durch das Leben sein, der andere Teil kann emotional Erlebtes sein. Beides ist wichtig. Um Normalität herstellen zu können, sind Gewohnheiten aus diversen Lebensbereichen von Bedeutung.

Gefühlsbiografie sind kleine Geschichten aus der Emotion, die als Reaktion in bestimmten Situationen erzählt werden. Diese ermöglichen für die Pflege Prävention und symptomspezifisches Vorgehen.

Die erhobenen Geschichten sollen uns Menschen im Alter verstehen lassen.

Erzählungen sollen uns als Grundlage für die Begleitung von alten Menschen dienen.

Erzählungen aus den ersten drei Lebensjahrzehnten sind dann wichtig, wenn es sich um Menschen handelt, die Regressionsverhalten zeigen. Bei Demenzpatienten wissen wir, dass speziell Begebenheiten aus dieser Zeit erzählt werden.

Mögliche Inhalte

- Die Region des Heranwachsen, es macht Unterschied, ob jemand in der Stadt oder am Land aufwächst. Heimat, das Daheim wird wichtig um Verhaltensweisen zu verstehen.

- Der Prägungszeitraum, die Generation, ergibt verschiedene Muster der Sozialisation.

- Die Schicht der Herkunftsfamilie, Grobeinteilung in Bürger, Bauern, Arbeiter. Je nach Schicht sind andere Verhaltensmuster im Alter erkennbar. Im Laufe des Lebens kann ein Mensch die Schicht wechseln und verschiedenes Verhalten zeigen.

- Familiengröße, Geschwisterreihe, Freunde, soziales Netz. Wer war Vorbild in der Erziehung, im späteren Leben?

- Die Atmosphäre im Elternhaus. Überwiegend positives oder negatives Verhalten im Alter ist durch die Familienatmosphäre im Elternhaus erklärbar.

- Die Lebensschwerpunkte, die in den Erzählungen immer wieder vorkommen, müssen zur Identitässicherung zurückgegeben werden. Wie hat sich eine Person definiert, über Arbeit, Schönheit...

- Der beruflicher Status, Hobbys, Vorlieben sind notwendig, um den Lebenstrieb eines Menschen im Alter und bei Krankheit erhalten zu können. Was im Leben wichtig war, ist auch für das Alter ein Motiv.

- Sicherheiten, Besitz, Finanzen müssen für die Zufriedenheit berücksichtigt werden.

- Werte, Religion,... sind die Grundlage für gutes Gewissen und Ansehen.

- Emotionale Ereignisse, Schicksalsschläge erklären den Begleitern bestimmte Reaktions- und Verhaltensweisen.

4.10.8 Hintergrunderhebung

Die Herkunftsfamilie eines Menschen ist für die Biografiearbeit von Bedeutung. Die Herkunftsfamilie ist prägend für jedes Lebewesen. Dieser Prägung kann sich keiner entziehen. (Dührssen 1990, S.85-130)

In der Biografiearbeit schauen wir uns Genogramme (Familientafeln) an, um Verhalten interpretieren zu können.

Eine Biografie nur erheben und nicht auszuwerten, hat keinen Sinn. Die Geschichten müssen interpretiert werden. Diese Analyse soll uns wesentliche Hinweise zur individuellen Pflege geben.

Genogramm
Name bei Geburt:
geboren am:
Wohnort:
Mutter:
Vater:
andere Bezugspersonen:
Herkunftsschicht:
eigener Beruf:
Gatte/Gattin:
Kinder:
Herkunftsschicht des Partners:
früherer Wohnort des Partners:
Schwiegereltern:

Genogramme haben den Vorteil, dass man mit einem Blick das wesentliche Familiengefüge erfasst, in dem ein Mensch herangewachsen ist und geformt wurde. Die Arbeit mit der Zeitleiste zur Identitätsentwicklung erleichtert den Einblick in das Familiengefüge.

Biografiearbeit macht man auch, um Dekompensationsmöglichkeiten im Alter zu erfassen. Dahinter steckt für uns die Frage, was ist anders als früher, was kann vom Betagten nicht mehr verstanden werden. (Böhm 1999, S.173)

Die Herkunftsfamilie bietet eine Reihe von Anlässen, um im Alter verhaltensauffällig zu werden. Rivalitätskonflikte, Beziehungsprobleme, Trennungstraumen, Partnerprobleme, Besitzkonflike, Berufsprobleme sind oft Ursache des Verhaltens.

Löst ein Anlass die Erinnerung aus, kommt es zu Auffälligkeiten, die Interpretation verlangen. Wissen Pflegepersonen das Warum, wird der Mensch verstanden und nicht nur behandelt. Fachliche Hilfe wird angestrebt, die beste Lebensform für den Menschen überlegt.

   Integratives Pflegekonzept® Maria Riedl

4.11 Interpretation

4.11.1 Deutungsarbeit

Die Interpretation, die Analyse ist die Deutung mit unserem pflegerischen Hausverstand. Diese brauchen wir, um Menschen verstehen zu lernen und um Grundlagen für pflegerisches Verhalten zu erarbeiten. Altbewährtes, von alten Menschen gut eingelerntes Verhalten darf nicht mit Symptomen verwechselt werden!

Interpretation darf nicht zur Etikettierung von Menschen führen! Interpretation sollte am besten im Rahmen der Pflegevisite erarbeitet werden.

Interpretation verlangt, wertfrei mit Erzählungen oder Beobachtungen des Menschen umzugehen! Das Team muss reif sein für biografisches Arbeiten. Oft verändert sich die Einstellung des Pflegeteams durch besseres Verstehen des alten Menschen.

Durch Interpretation sollen wir vom Ist- zum Sollzustand gelangen. Es muss sich etwas ändern.

Durch Biografiearbeit werden Maßnahmen für Pflege abgeleitet, beschrieben im Band 3, Der Pflegeprozess im Integrativen Pflegekonzept.

Biografiearbeit und Interpretation hängen sehr eng zusammen. Durch biografisches Arbeiten kommt es zu vielen Vorteilen für den Patienten. Das Pflegeteam sieht den alten Menschen aus einem anderen Blickwinkel, wenn es um die Vergangenheit des Menschen Bescheid weiß.

4.11.2 Hinweise für Interpretationsmöglichkeiten

Biografische Daten haben Sinn, wenn wir sie pflegerisch verwerten. Durch das Interpretieren werden Maßnahmen aus der Biografie möglich. Das Deuten der Lebensgeschichte, die Analyse der Daten soll so passieren, wie es in den erlaubten Tätigkeitsbereich von Gesundheits- und Krankenpflegepersonen passt.

Die Interpretationsanleitung ist aus den Forschungen von Böhm 1999, Petzold 2003, Dührssen 1990 und durch meine Erfahrungen entstanden.

Die Auswertung der Biografie soll Auskunft geben über

- Was ist für den Menschen verändert, anders als früher?

- Was behindert den Menschen, sein Leben nach seinen Gewohnheiten zu gestalten?

- Wodurch ist es zur Inaktivität oder zum Rückzug gekommen?

- Welche Situationen im Alltag führen zur Dekompensation? Gibt es Lebensbereiche, bei denen der alte Mensch mehr Hilfe braucht als üblich?

- Wann und in welchen Situationen wird der Mensch verhaltensauffällig?

- Welche Bewältigungsstrategien (Copings) zeigt die Person? Aus der Biografie oder aus dem Ist-Zustand beobachtet? Kognitive oder affektive Strategien?

- Welcher Antriebstyp herrscht vor? War das Leben abwechslungsreich oder beständig? Temperament und Ausdruckstyp sind zu berücksichtigen.

- Können wir die Bedürfnisse für die Identitätserhaltung stillen? (Leiblichkeit, soziales Netz, Arbeit, materielle Sicherheiten, Werte)

- Aus welcher Schicht kommt der Patient?

- Wie war die Familienatmosphäre zu Hause?

- Die soziale Rolle der Person? Ich-Identität-Selbstwert?

- Familiengröße, Geschwisterreihe der Herkunftsfamilie?

- Welche Lebensschwerpunkte ziehen sich durch die Psychobiografie?

- Was waren der Lebenssinn – die Lebensziele?

- Welche emotionalen Erlebnisse erzählt der Klient? Passen diese zu seinem Verhalten?

- Was weckt Interesse beim Patienten? (Pos. oder neg.)

- In welcher Regressionsstufe befindet sich der Klient? Durch verschiedene Aussagen oder Verhalten können Regressionszustände erkannt werden.

Anmerkung: Nicht alle Überlegungen müssen in jeder Interpretation zu finden sein! Ist ein Mensch gut gesprächsfähig, gibt es lange ausführliche Gespräche, die gut zu interpretieren sind. Interpretiert werden die tatsächlichen, subjektiv erlebten Erzählungen vom Patienten!

  Integratives Pflegekonzept® Maria Riedl

Um nachvollziehen zu können, wie sie zur Deutung, zur Idee kommen, ist es aus meiner Erfahrung am besten, linear zur Erhebung zu interpretieren.

Symptom		
Biografie- Erhebung	Interpretation	
..... ⟶	..... ⟶	
..... ⟶	..... ⟶	

- In der problembezogenen Biografie wird das Problem oder Symptom als Überschrift formuliert.

- In der verstehenden Biografiearbeit kann die Überschriftenzeile weggelassen werden.

4.11.3 Hermeneutische Spirale

Wir begleiten oft Menschen, die aufgrund diverser Erkrankungen nicht mehr erzählen können.

Eine einfache Formel dazu abgeleitet heißt: „Wahrnehmen – assoziieren - erklären und handeln"

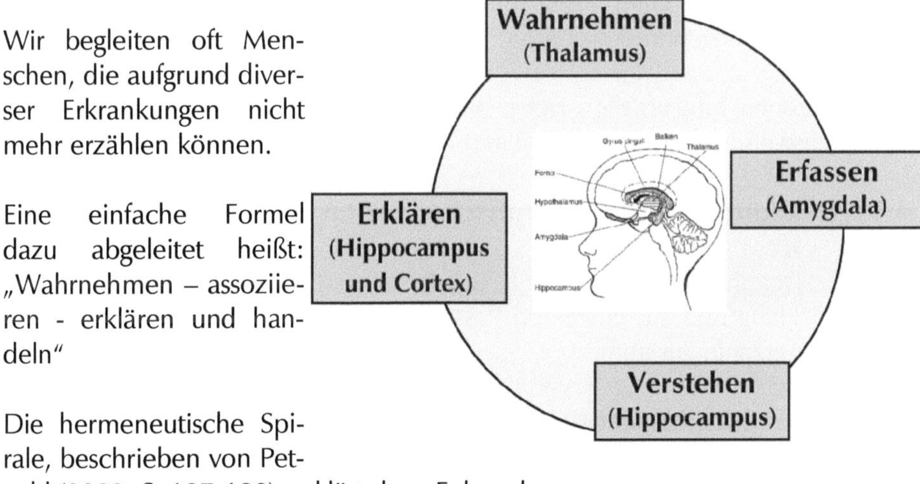

Die hermeneutische Spirale, beschrieben von Petzold (2003, S. 187-188), erklärt dazu Folgendes:

Sinneseindrücke erzeugen Nervenimpulse, die im Thalamus zusammenlaufen und vorverarbeitet werden. Sie werden an den Hippocampus und die Amygdala weitergegeben. Die Amygdala erfasst die emotionale Bedeutung, ist etwas positiv oder negativ, leitet sie ihre Bewertung weiter an den Hippocampus.

Dieser fasst die Eindrücke zusammen und entscheidet über die Wichtigkeit für den Menschen. Ist eine sofortige Reaktion nötig? Ist es wert, weiter zu prüfen? Sollen die Inhalte ins Langzeitgedächtnis verschoben werden? Bis hier reicht das sensorische Gedächtnis (Ultrakurzzeitgedächtnis).

Der Hippocampus speichert als Kurzzeitgedächtnis die letzten Inhalte von Sekunden bis etwa 10 Minuten. Gibt die Amygdala das Signal „merken", wird der Hippocampus die Eindrücke in die Hirnrinde (den Cortex) einprägen. Dies passiert vor allem nachts. Die Hirnrinde stellt das Wahrgenommene in die Zusammenhänge, den Kontext des sozialen Umfeldes.

Die Wirklichkeit wird ko-respondierend in gemeinschaftlicher Auslegung festgelegt. Durch die Ko-respondenz miteinander entsteht ein Konsens, es bilden sich Konzepte und Kooperation. Die Erkenntnis wächst im Prozess zwischen Mensch und Mitmensch und bestimmt die Bedingungen des gemeinsamen Lebens.

Die Formel: wahrnehmen – erfassen – verstehen – erklären - handeln (Petzold) lässt uns Handlungen interpretieren.

Pflegepersonen müssen die eigene Wahrnehmung schärfen, um verschiedene Verhaltensweisen des Klienten erklären zu können.

4.11.4 Dokumentation biografischer Daten

Biografie-Dokumentation setzt sich aus der biografischen Zeitleiste zur Identitätsentwicklung und aus einzelnen Passagen aus dem Leben des Betagten, von ihm selber erzählt, zusammen.

Zeitleiste zur Identitätsentwicklung

Geschichtliche Ereignisse haben Einfluss auf unsere Entwicklung und auf unsere Erziehung, auf unser Sein. Die Geschichte des einzelnen Menschen ist seine individuelle Geschichte, und ihm persönlich wichtiger als die Geschichte der Menschheit.

<table>
<tr><td>Name:</td><td style="text-align:right">Zeitleiste zur</td></tr>
</table>

1910	1915	1920	1925	1930	1935	1940
Vor 1914	1914: 1. Weltkrieg	1918: 1. Republik		1929: Welt- wirtschaftskrise	1933: Ende der Demokratie	1938: Anschlu 1939: 2. Welt

Das **Dokument zur Identitätsentwicklung** beschreibt ausgefüllt geschichtl. Ereignisse, aber auch die persönliche Geschichte auf dem Weg zur Identität.

Körper	Sozialwelt	Arbeit, Leist., Freizeit	Materielle Sicherheit	Werte
Gesundheit (physisch und psychisch), Kraft, Geschicklichkeit, Ausdauer, Schönheit: Hunger ... Coping,	Eltern, Bezugspersonen, Geschwister, Vorbilder, Erziehungsstil, Vertrauen, Misstrauen, Heimat, Wohnorte, Interaktionsstil (autoritär – unterwürlig, liebenswürdig – abweisend,...)	Spracherwerb, motorische Fähigkeiten, Reinlichkeitserziehung, Spiele, Schule, Beruf, Kollegen, Hobbys,...	Spielsachen, Besitz, Finanzen, Betrieb, Grundbesitz, Tierhaltung,... Was gibt Sicherheit?	Familienwerte, Kultur, Ethik, Religion, Zufriedenheit, Pünktlichkeit, politische Gesinnung, Vereine,...

Identität – erkennbare Schwerpunkte:

1. Zeile mit Zeitraster, mit geschichtl. Gegebenheiten. Darüber in der breiten Spalte werden Ereignisse und bedeutende Jahreszahlen des Patienten eingetragen.

2. Die breite linke Spalte gibt ausgefüllt Auskunft über die Familie und Herkunft (siehe 4.10.8)

3. Die Identitässäulen mit der Kurzlegende geben über das subjektive Erleben zur Identitätsentwicklung Auskunft. Was ist dem Menschen wichtig!

4. Am unteren Rand des Dokumentes ist die Auswertung zu führen, hilfreich für die Pflegemaßnahmen zur Identitätsstärkung.

Bei Menschen mit Gedächtnisveränderungen werden nicht alle Säulen vollständig in Erinnerung sein. Die wesentlichen Erlebnisse werden dennoch meistens erzählt. Geschichten, erzählt bei Schlüsselreizen oder bei gegebenen Anlass, werden in das Erhebungsdokument eingetragen und ausgewertet.

Erhebungsdokument

Biografie- Erhebung	Interpretation- Auswertung	Maßnahmen
..... ⟶	..... ⟶	.....
..... ⟶	..... ⟶	.....

Die Biografie kann vom Klienten selber oder von den Erhebern niedergeschrieben werden.

Aus meiner Erfahrung hat es sich bewährt, Biografie im Originalwortlaut des Erzählers niederzuschreiben. Auf der Station haben wir die Originalaussagen mit Anführungszeichen gekennzeichnet. Bei der Übersetzung in die Schriftsprache laufen wir Gefahr, unsere Interpretationen zu dokumentieren.

Besonders in Ländern mit Dialektsprachen wie Österreich, liegen Gefahren in der korrekten Dokumentation. Möglich wäre auch, das Geschriebene den Klienten lesen und korrigieren zu lassen.

Biografieerhebung kann auch mit Fotoalben, Tagebüchern oder Tourenbüchern durchgeführt werden. Einige Menschen zeichnen oder malen ihre Erinnerungen.

5. Pflegeprozess

5.1 Meine Geschichte vom Pflegeprozess

Seit 1987 beschäftige ich mich intensiv mit dem Pflegeprozess. Meine Wissensgrundlagen der damaligen Zeit stammen von Irmgard Kappelmüller 1987.

Als ich auf meiner Station den Pflegeprozess einführte, erstellte ich ein DIN-A3 Formular, die einzelnen Wörter mit Schreibmaschine geschrieben, ausgeschnitten und aufgeklebt. Die drei Schriftgrößen erzeugte ich durch Fotokopieren mit Verkleinern bzw. Vergrößern.

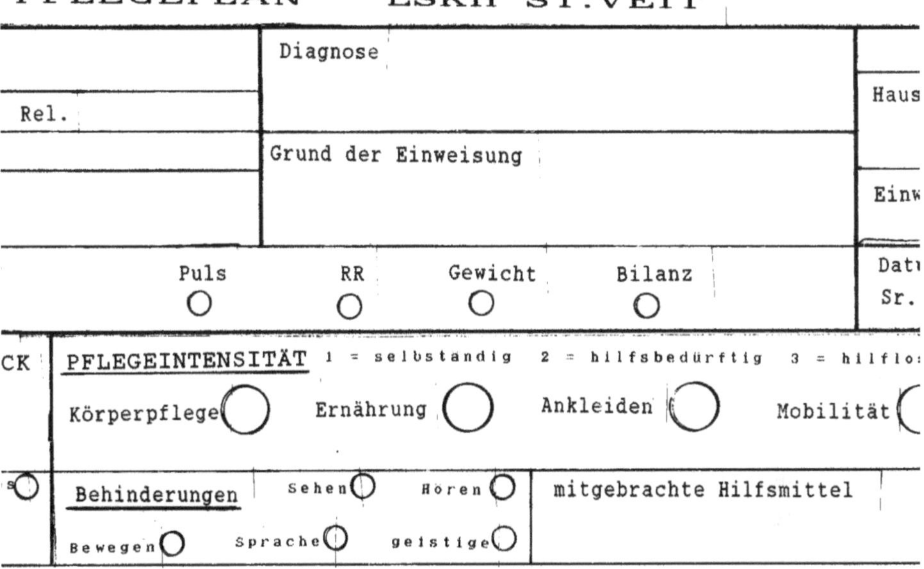

Damals glaubte niemand, dass sich der Pflegeprozess irgendwann durchsetzen würde. Selbst auf meiner Station sahen einige Kollegen die Aufzeichnungen als mein persönliches Hobby an.

Bedeutung bekamen meine Aufzeichnungen, als der ärztliche Leiter und ich als Zeugen vor Gericht geladen wurden, um über den psychischen Zustand einer

Patientin auszusagen. Zu meinem Stolz enthielt die Pflegedokumentation alle wichtigen, zutreffenden Hinweise.

Der Pflegeprozess wurde mir ein großes Anliegen. Es war mir klar geworden, dass Pflegemaßnahmen, die nicht auf Ziele ausgerichtet sind, in Zukunft nicht finanzierbar sein werden.

Heute wissen wir, unsere Handlungsgrundlagen liegen im Pflegeprozess. **Fachpflege und Pflegekompetenz sind abhängig von den Planungsfähigkeiten von Pflegepersonen.**

Die Pflegediagnostik verlangt gründlich überlegte Auseinandersetzung mit dem ganzen Menschen. Körperliche, psychische, soziale und biografische Erhebungen werden analysiert und die Handlungsmöglichkeiten erweitert.

Konzepte der Pflege werden in der Anwendung finanzattraktiv, wenn die Maßnahmen in den Pflegeprozess eingebunden werden können.

5.2 Gesetzliche Grundlagen in Österreich

Um die Vorgaben in Erinnerung zu rufen, möchte ich §5 des Gesundheits- und Krankenpflegegesetzes 1997 zitieren:

„Absatz 1: Angehörige der Gesundheits- und Krankenpflegeberufe haben bei der Ausübung ihres Berufes die von ihnen gesetzten gesundheits- und krankenpflegerischen Maßnahmen zu dokumentieren.

Absatz 2: Die Dokumentation hat insbesondere die Pflegeanamnese, die Pflegediagnose, die Pflegeplanung und die Pflegemaßnahmen zu enthalten.

Absatz 3: Den betroffenen Patienten, Klienten oder pflegebedürftigen Menschen oder deren gesetzlichen Vertretern ist auf Verlangen Einsicht in die Pflegedokumentation zu gewähren.

Absatz 4: Bei freiberuflicher Berufsausübung (§36) sind die Aufzeichnungen sowie die sonstigen der Dokumentation dienlichen Unterlagen mindestens zehn Jahre aufzubewahren."

   Integratives Pflegekonzept® Maria Riedl

5.3 Der integrative Pflegeprozess

5.3.1 Ganzheitlicher Ansatz

Ich habe den Integrativen Pflegeprozess entwickelt, damit die Maßnahmen aus dem Konzept in das Dokumentationssystem eines Hauses eingebunden werden können.

Der Pflegeprozess ist eine Möglichkeit, planmäßiges und systematisches Vorgehen in der Pflege von Menschen zu unterstützen. Für das praktische Arbeiten heißt das, es ist ein theoretischer Bezugsrahmen notwendig.

Im ganzheitlichen Ansatz spreche ich davon, den Menschen mit seinen gesamten Möglichkeiten zu erfassen. Der Körper, die Psyche, die soziale Situation, die Vergangenheit des Menschen sind berücksichtigt. Für die körperlichen Bereiche habe ich die modifizierten Lebensaktivitäten von Nancy Roper als Grundlage gewählt. Die biografischen Grundlagen sind von E. Böhm und den wissenschaftlichen Grundlagen von H. Petzold übernommen. Da ich die Lebensaktivitäten um die Elementarfunktionen der Psyche erweitert habe, spreche ich von Lebensbereichen.

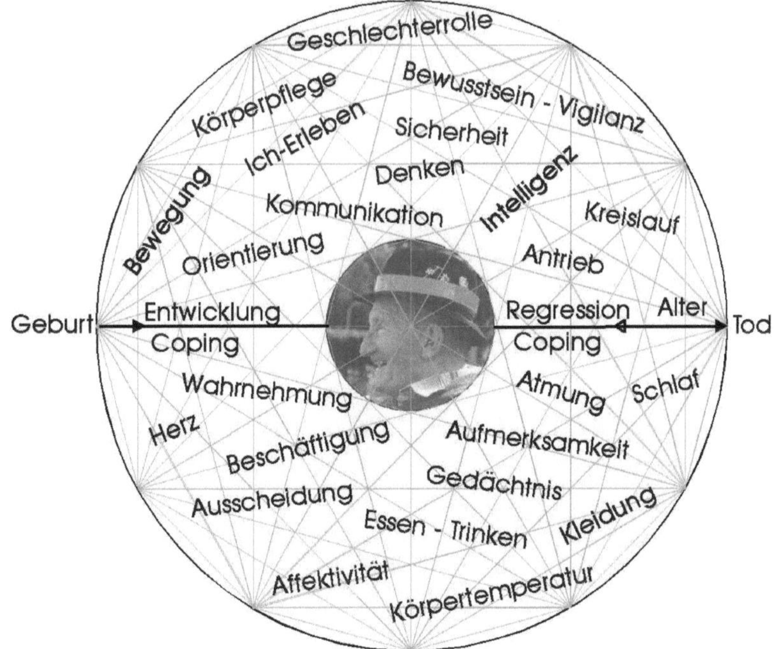

5.4 Physisch-psychisch-sozial-biografisches Arbeiten

Die Schritte des Pflegeprozesses – zur Pflegediagnostik im Konzept

1. **Informationssammlung und Assessment**
   (Ressourcen müssen erkannt werden)

   > Anamnese nach Roper, modifiziert für das Integrative Pflegekonzept.

   > Psychische Elementarfunktionen nach Dilling, Reimer, modifiziert für das Konzept.

   > Zeitleiste zur Identitätsentwicklung

   > Biografie-Interpretation (Böhm, Petzold, Dührssen)

   > Regressionsbeobachtungen in versch. Lebensbereichen (LB)

   > Div. Diagnosen, die den Menschen im Handeln beeinflussen.

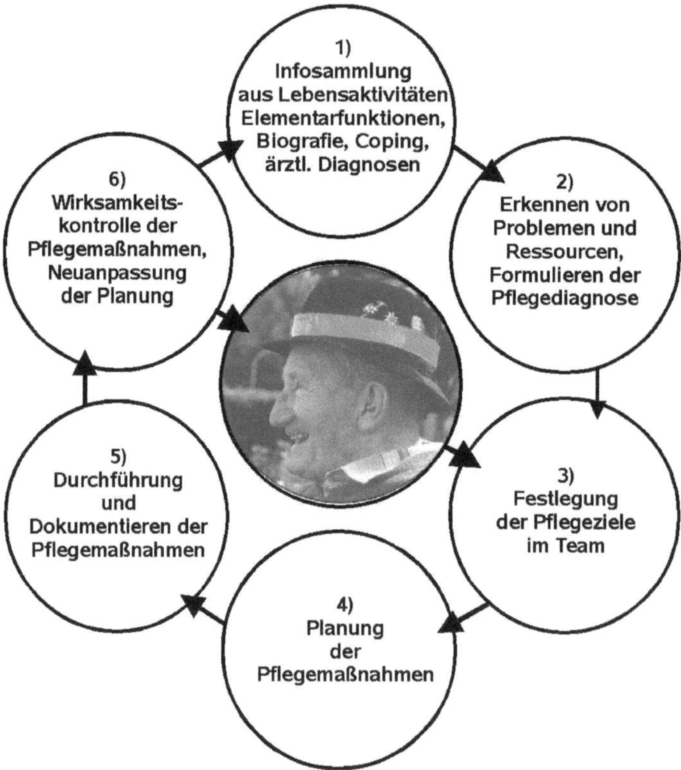

    Integratives Pflegekonzept® Maria Riedl

2. **Erkennen und Benennen von Problemen und Ressourcen des Patienten.**
    Benennen der Pflegediagnosen (Freiformulierung, Ergänzung oder Überneh-
    men von Standardwerken)

3. **Festsetzen von Pflegezielen**
    (Kontroll- und Zeitgrenzen setzen)

4. **Planen von Pflegemaßnahmen**
    (Unter Einbeziehung von Pflegestandards)

5. **Durchführen und Dokumentieren der Pflegemaßnahmen**
    (Wer macht was, wann, wie oft...)

6. **Wirksamkeitskontrolle der Pflege und Neuanpassung der Pflegeplanung**
    (Regelmäßige Evaluation der Wirkung unserer Maßnahmen ist wichtig)

Gezielte Ausführungen zum Integrativen Pflegeprozess finden Sie im Band 3.

6. Maßnahmen – Impulse - pflegerische Interventionen

Setzen wir uns mit der Vergangenheit alter Menschen auseinander, erheben wir die Lebensgeschichte, werten wir diese Daten aus, so können wir pflegerische Interventionen ableiten. Diese aus der Biografie abgeleiteten Maßnahmen sind wie alle anderen in der Planung anzuführen mit dem Hinweis, wer, wann, wie oft etwas macht. Zeitliche Abstände sind anzugeben. Alle Interventionen sind regelmäßig zu evaluieren. (Kappelmüller 1987, S39, Lauber 2001)

6.1 Ziele der Maßnahmen im Konzept

- Prävention im Alter betreiben

- Orientierung fördern und wiederherstellen

- Daheimgefühl erzeugen

- symptomlindernd bei Erkrankungen des Alters wirken

- aktivieren, reaktivieren, motivieren durch Biografiewissen

- Ich-Identität fördern

- Wachheit fördern

- Gedächtnis trainieren

- Abwechslung in die Begleitung bringen

- individuelle Abstimmung von Pflegeinterventionen auf die Einzelperson mit den Symptomen des Alters

6.2 Anpassungshilfen für Betagte

Ich habe Alter als Anpassungsschwierigkeit formuliert. Wollen wir, dass alte Menschen sich bei Umgebungswechsel, bei Veränderungen zurechtfinden, müssen wir Hilfen zur Anpassung bieten. Sonst entsteht das Symptom Desorientiertheit.

Desorientiertheit in verschiedenen Ebenen ist ein häufiges Problem alter Menschen. Pflegerisch korrekt damit umzugehen ist unsere Aufgabe. Ist ein Mensch desorientiert, wird sehr schnell über ihn entschieden. Die Autonomie ist gefährdet, alle Lebensbereiche sind beeinträchtigt. Ich denke, für das Pflegepersonal bringt es auch Erfolgserlebnisse, wenn ein Desorientierter zum Orientierten wird.

Deshalb sind strukturierende Interventionen, Orientierungstraining, Training der lebenspraktischen Fähigkeiten und Gedächtnistraining wichtige Maßnahmen zur Prävention. Die Maßnahmen werden in Band 3, Pflegeprozess genauer beschrieben.

6.2.1 Strukturierende Interventionen

Strukturierende Interventionen sind für Menschen mit verloren gegangenem Zeitgefühl gedacht. Insbesondere trifft dieses Symptom Menschen mit Anpassungsproblemen und Menschen mit Demenz.

Strukturierende Maßnahmen helfen, das verloren gegangene Zeitgefühl zurück zu gewinnen und dadurch Sicherheit zu erfahren (Lauber 2001). Der Tages- und Nachtrhythmus soll reguliert werden. Eine Verteilung von Aktivitäten über den gewohnten Tages- und Wochenablauf wird angestrebt.

Tagesstrukturierung

Tagesstrukturierende Maßnahmen ermöglichen einen gleichmäßigen Rhythmus. Die Biografie dient für die Auswahl als Grundlage. Angebote können geschlechtsspezifisch überlegt werden, sie stärken evtl. die Identität einer Person.

Essenszeiten stehen für Pflegebedürftige in Heimen oft im Mittelpunkt. Die Aktivitäten sollen rund um die Essenszeiten organisiert werden.

Die Zeiten zwischen den Mahlzeiten sollen für sinnvolle Beschäftigungs- und Aktivierungsangebote genützt werden. Alle Angebote sollen sich am gewohnten Tagesablauf und an der Biografie von alten Menschen orientieren, z.B. könnten am Vormittag hauswirtschaftliche Tätigkeiten angeboten werden.

Nachmittags bieten sich eher Freizeitbeschäftigungen wie Singen, Spaziergänge, Handarbeiten, Werken, Ausflüge, Gedächtnistraining u.Ä. an. An Wochenenden läuft ein anderes Programm, um den Wochenrhythmus unterscheiden zu können.

Die Übernahme von Aufgaben und die täglichen Aktivitäten verhindern nicht nur Langeweile, sondern sie fördern alte Menschen in ihrer Eigenständigkeit. Um eigenständig korrekt handeln zu können, ist das kompetente Zeitgefühl notwendig.

Alle Tätigkeiten, die von Menschen selber verrichtet werden, fördern Zufriedenheit und geben das Gefühl des Gebrauchtwerdens, zu etwas Nütze-Seins. Außerdem hält ein ausgefüllter Tagesablauf Pflegebedürftige geistig lebendig, die Identität wird gestärkt.

Arbeiten am Tag führen zu natürlicher Müdigkeit am Abend.

Nachtstrukturierung

Nachtstrukturierende Maßnahmen wirken sich positiv auf den Schlaf älterer Menschen aus. Die Ruhens- und Nachtzeiten haben sich an den Gewohnheiten von früher, an ihrer inneren Uhr zu orientieren.

Fernsehen, Radio hören, Gespräche in der Gruppe, Beschäftigungen können die Abendzeit verlängern. Für Menschen mit Schlafumkehr sind Beschäftigungen in Abend- und Nachtstunden zu planen. Geeignete Zimmer mit Beschäftigungsmöglichkeiten sind bereitzustellen.

Alle Aktivitäten werden auf einer Strukturtafel aufgezeigt um zu erinnern. Für Menschen, die zu Hause leben, werden dafür Kalender oder Erinnerungszettel verwendet.

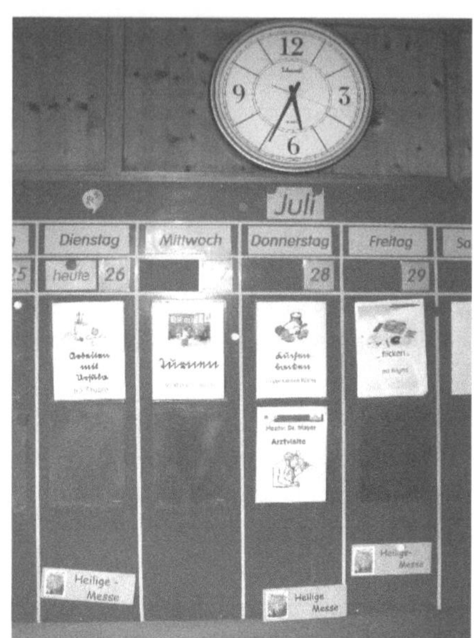

6.2.2 Orientierungshilfen

Orientierung heißt sich Zurechtfinden in Raum, Zeit, Ort und mit Personen. Die Sinne helfen uns Orientierung zu finden. Die physische Funktion der Sinnesorgane und die psychische Verarbeitung der Sinneswahrnehmungen müssen als ganzheitliche Funktion gesehen werden.

Desorientiertheit heißt über Zeit, Ort, Person keine korrekten Angaben machen können. Wir unterscheiden daher folgende Ebenen der Desorientiertheit: zeitlich, örtlich, personell.

Verwirrtheit heißt, desorientiert sein und dazu die Situation nicht erfassen, in der man sich befindet.

Ursachen für Desorientiertheit und Verwirrtheit im Alter sind:

Das Nachlassen der Sinne, fremde Umgebung, verminderte Anpassungsleistung, Abbauprozesse, Stoffwechselstörungen, akute Erkrankungen, Medikamente, Stress, Exsikkose, u.v.a.

Arten: Akut und chronisch

Begleiterscheinungen treten sehr individuell auf. Angst, Unruhezustände, Schreien, Aggressionen, Weglaufen, Blutdruckanstieg, Gesichtsröte, Schweiß,

Pulsanstieg sind Reaktionen, die sehr häufig zu beobachten sind.

Wir alle kennen diese Zustandsbilder in der Betreuung sehr gut, doch leider ordnen wir sie nicht immer der Desorientiertheit zu. Für eine Pflegeperson ist es wichtig, diese Begleitsymptome zu analysieren, denn sie nehmen Einfluss auf alle Lebensbereiche. Es kann ein Mensch z.B. nicht in Ruhe essen, wenn er desorientiert ist.

Der pflegerisch kompetente Umgang ist abhängig von Ursache und Begleiterscheinung der Desorientiertheit.

Zwei Möglichkeiten müssen Vorrang in der Begleitung Desorientierter haben:

- durch gezieltes Training die Desorientiertheit mindern oder beheben. Jede Stunde, die ein Betagter voll orientiert erlebt, ist für ihn eine enorme Verbesserung der Lebensqualität.

- durch wertschätzenden, einfühlsamen Umgang den Desorientierten begleiten.

Eine schlechte und inkompetente Möglichkeit wäre Desorientiertheit festzustellen, die Hilfsbedürftigkeit ignorieren und den Desorientierten in seinem Zustand allein lassen. Leider wissen wir alle aus der Erfahrung, dass wir diesen Weg manchmal wählen. Zeitmangel, Hilflosigkeit oder Unwissen sind häufige Gründe. (Riedl 2000, S.380)

6.2.3 Orientierungstraining

Tipps für Orientierungstrainings (OT):

OT muss ein fixer Bestandteil in der Begleitung alter Menschen sein. Das gesamte Betreuungsteam muss einheitlich vorgehen. Es darf nicht passieren, dass ein Teil des Teams Orientierung trainiert, der andere Teil das Defizit belässt.
Angehörige sind über die Wichtigkeit von OT zu informieren. Eine exakte Pflegepanung ist Voraussetzung zur Durchführung.

Die Ebene der Desorientiertheit und die Ursache müssen geklärt sein. Orientierungshilfen sollen bei Abgebauten auf den Grundlagen der Biografie gestaltet sein nach dem Motto: Was in der Jugend angesprochen hat, spricht auch im Alter an.

Es ist wichtig abzuklären, wie viel kognitive Leistung bei einem Betagten noch vorhanden ist, um sich für noopsychische oder thymopsychische Orientierungshilfen entscheiden zu können.

Ein Gedächtnis (Funktion der Noopsyche) haben wir für Daten, Nummern, Jahreszahlen, Vokabeln, usw. Die Erinnerung (Funktion der Thymopsyche) ist mit dem Innern verbunden. Mit Gefühlen verbundene Erlebnisse werden gespeichert. Gedächtnis (rationale Leistung) und Erinnerung (emotionale Leistung) zusammen ergeben Lebenszusammenhänge, die wir in der Biografiearbeit brauchen. (Riedl 2003, S.6-10)

Wichtig ist die exakte Pflegediagnose, um OT individuell abzustimmen. Nicht alle Betagten brauchen OT.

Senioren im rüstigen Zustand fühlen sich oft peinlich berührt, wenn eine Station zu aufdringlich mit Orientierungshilfen ausgestattet ist.

Zeitliche Orientierungshilfen:

Für Betagte, die kognitiv gut erreichbar sind, folgende Vorschläge:

Tagesstrukturierung, Uhren, Wecker, Kalender, jahreszeitliche Hinweise, dem Wochentag entsprechende Kleidung, Radio, Fernsehen, Unterschiede in den Essenszeiten, die Feste feiern wie sie fallen.

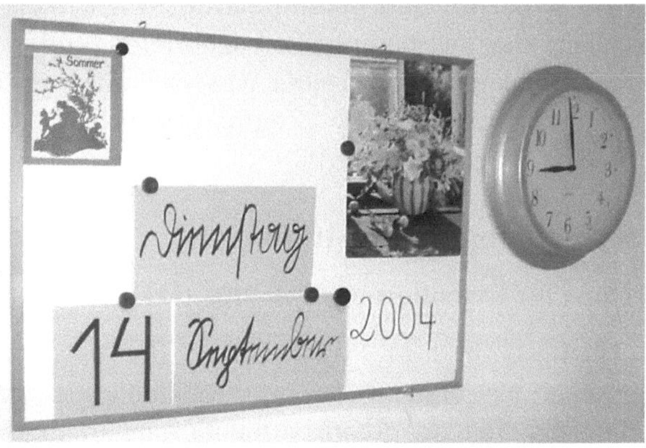

Alte Menschen mit psychisch-geistigen Defiziten, z.B. bei Demenz sprechen von meiner Erfahrung auf Orientierungshilfen, die sie an ihre Vergangenheit erinnern, sehr gut an.

Thymopsychische Tipps: Die Uhr muss der gewohnten von früher gleichen. Das Ziffernblatt soll mit Zahlen gestaltet sein. Hat ein Betagter eine veränderte Gedächtnisleistung, sind Digitaluhren unbrauchbar zum Erkennen der Zeit. Ist ein Patient bettlägerig, denken Sie daran, die ablesbare Uhr in Sichtweite zu stellen und bei jedem Lagewechsel zu verändern.

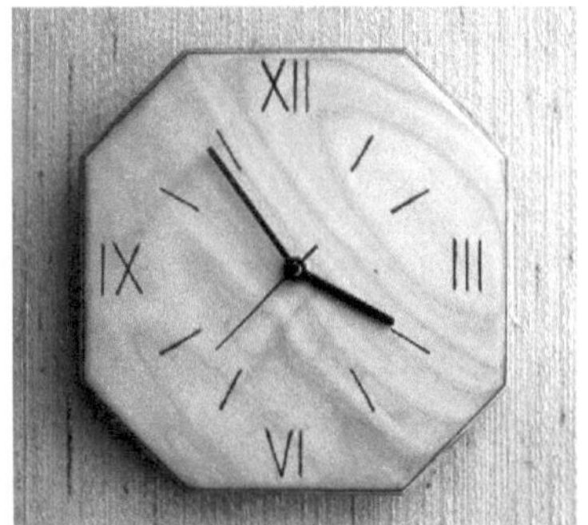

Die Tagesstruktur wird an die innere Uhr des Menschen angepasst. Der frühere Beruf ist wichtig. Wir alle wissen, welche Gewohnheiten durch unsere jahrelangen Arbeitszeiten entstehen. Auch Wochenstrukturen und Jahresstrukturen orientieren zeitlich. Aktivitäten für Betagte sollen danach ausgerichtet sein.

Die Wohnumgebung soll aktuell an den Jahreskreis erinnern (z.B. Adventkranz, der Duft nach Keksen). Der Herrgottswinkel, Wandtücher oder Spruchtücher, wie sie in alten Haushalten zu finden sind, leisten gute Dienste. Wochentage und Sonntage müssen z.B. an der Kleidung erkennbar sein. Regelmäßige Nachrichten aus der Region und Diskussionen darüber bringen neue Informationen und fördern die Kurzzeitgedächtnisleistung.

Das Essen muss vom Ausmaß klar als Mittag- oder Abendessen erkennbar sein. Saisonales Obst und Gemüse soll angeboten werden. Sonst ist zu informieren, dass heutzutage Obst und Gemüse das ganze Jahr über erhältlich ist. Über frühere Kochrezepte zu diskutieren bringt vor allem bei alten Frauen die Motivation mitzureden.

Feste werden so gefeiert, wie der Betagte es von früher gewohnt war. Denken Sie nach, wie viele alte Weihnachtslieder, Gebete und Gedichte Sie kennen? Was war früher üblich, wenn man Namenstag feierte? Wie wichtig ist der sonntägliche Messbesuch? Das Betreuungspersonal kann diese Informationen von den Betagten von heute lernen.

Mit ansprechenden Kalendern soll täglich gearbeitet werden. Strukturtafeln auf der Station gut sichtbar angebracht haben sich in der Praxis bewährt. Sie zeigen den Bewohnern, dass Abwechslung passiert und immer etwas los ist.

Örtliche Orientierungshilfen:

Für Betagte, die kognitiv gut erreichbar
sind, folgende Vorschläge:

Alle Bereiche, in denen sich der alte
Mensch mit Anpassungsproblemen
befindet, werden mit Orientierungstafeln
ausgestattet. Es wird mit Symbolen, Farben, Fotos und Schrift gearbeitet. Tischkarten werden beim Sitzplatz aufgestellt.
Zimmer und Bett werden gekennzeichnet, persönliche Gegenstände im Zimmer sichtbar aufgestellt. Tafeln mit
Hinweisen zum Aufenthaltsort in lesba-
rer Schrift werden erstellt.

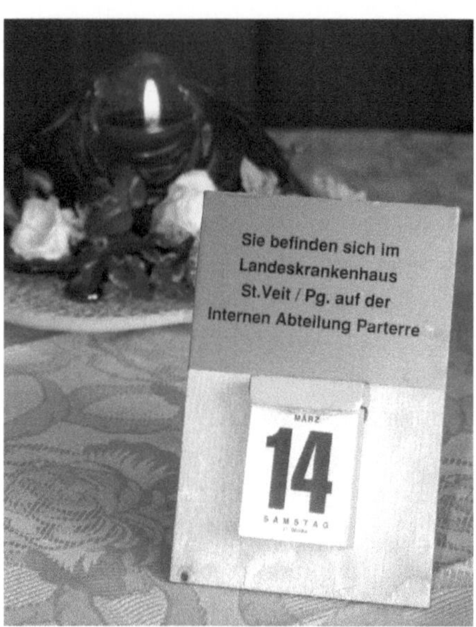

Kurrentschrift hat sich in Österreich für
alte Menschen bewährt, da sie viele Betagte an die gute, alte Zeit erinnert. Bis
in die Fünfziger Jahre war die Kurrentschrift in der Volksschule Schreibschrift.
Welche Schrift ein Mensch gewohnt war, können Sie mit dessen Unterschrift
feststellen. Vergeht die Fähigkeit zu lesen, kann man sich im OT mit Symbolen
helfen.

Thymopsychische Tipps:

Alle Türen der Station oder der eigenen Wohnung werden evtl. mit Kurrentschrift oder bekannten Symbolen beschildert. Tischkarten werden nach Zustand
des Klienten entweder mit dem ledigen Namen, dem Hausnamen oder dem
Schreibnamen in Kurrentschrift aufgestellt. Symbole können auch dafür sorgen,
dass jemand das Seine erkennt.

Bettwäsche von Zuhause in typischen Blumenmustern (je nach Herkunftschicht
des Bewohners) soll verwendet werden. Ein bekanntes Flanell-Leintuch kann
das eigene Bett verraten.

Weitere Möglichkeiten sind, das Zimmer mit Gegenstände aus dem Daheim,
Bildern aus dem Elternhaus mit den Geschwistern oder geografischen
Merkmale aus dem Daheim, z.B. Bergen und Ortsbild mit Kirche, auszustatten.

  Integratives Pflegekonzept® Maria Riedl

Hinweise mit der für den Bewohner neuen Adresse sind wichtig. Alle Details im Zimmer wie Lichtschalter, WC-Spülung, Schwesternruf, Bedienung von Fernsehgeräten sind wichtig, um sich orientieren zu können.

Persönliche Orientierungshilfen:

Für Betagte, die kognitiv gut erreichbar sind, folgende Vorschläge:

Den Betagten mit Namen ansprechen. Namensschilder für Betreuer und Mitbewohner fördern die persönliche Orientierung. Mit persönlichen Gegenständen arbeiten. Gewohnte Kleidung anzuziehen hilft oft das eigene Spiegelbild zu erkennen. Die persönliche Duftnote ist von Bedeutung, moderne Düfte verwirren oft. Kennzeichen für die Herkunftsfamilie, z.B. Haarmode von früher, Kopfschmuck, Schmuck, usw. beachten.

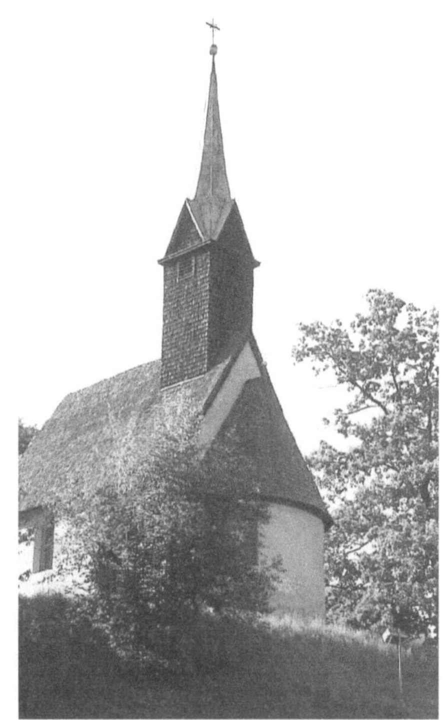

Thymopsychische Tipps:

Wenn der Betagte auf den Familiennamen nicht mehr reagiert, evtl. den Rufnamen oder Spitznamen aus der Kinderzeit verwenden. Betreuer tragen gut lesbare Namensschilder oder werden mit besonderen Kennzeichen, die uns der Betagte verrät (z. B. die Dicke, die Dünne, die Blonde, ...) angesprochen.

Die Betagten dürfen Handtaschen, Einkaufstaschen, Stöcke, altgewohnte Kleidung mit gewohnten Stoffen und Mustern, Stofftaschentücher, alte Düfte wie Lavendel, Pitralon, 4711, Kopftücher, Hüte, Handschuhe aus Leder, Schmuck, u.v.a. verwenden.

Die zu Pflegenden werden erinnert, nach der Körperpflege oder beim Weggehen in den Spiegel zu schauen und ihre Meinung zu äußern, denn viele Betagte haben ihr Gesicht viel jünger in Erinnerung und verkennen deshalb oft das eigene Spiegelbild. Oft können Fotos aus der Jugendzeit gute Hinweise geben.

Merke:

Jede Orientierungshilfe kann noopsychisch, also informativ für Betagte mit geringen Anpassungsschwierigkeiten verwendet werden. Menschen mit guter Farbwahrnehmung können Orientierungshilfen mit Farben dienlich sein, z.B. Toiletten am Gang: „Frei" auf grünem Papier, „Besetzt" auf rotem Papier.

Für Menschen mit veränderter Frischgedächtnisleistung ist es enorm wichtig, thymopsychische Orientierungshilfen zu gestalten. Je mehr Sie als Betreuer über die Vergangenheit alter Menschen wissen, um so leichter wird es Ihnen fallen, sie mit Orientierungshilfen im Gefühl zu treffen. Erinnern wir uns an ein Zitat von Erich Fromm: „Es stirbt der Geist und nicht das Gefühl."

Orientierungshilfen müssen regelmäßig eingesetzt werden. Sie können der chronischen Desorientiertheit und der Verwirrtheit oftmals vorbeugen. Ich habe in der Pflegepraxis oft erlebt, dass Betagte von der Desorientiertheit in die Verwirrtheit geschlittert sind, weil zu wenig Schwerpunkt auf OT gelegt wurde. OT ist mit Zeitaufwand verbunden. Aber Desorientiertheit und Verwirrtheit mit den beschriebenen Begleitsymptomen verlangen noch mehr pflegerischen Aufwand.

Jedes OT ist auch Gedächtnistraining und führt zur Verbesserung der Gedächtnisleistung.

6.2.4 Gedächtnishilfen

Aus den Forschungen der Entwicklungspsychologie wissen wir, dass für die Entwicklung des Gehirns Reize sehr wichtig sind.

Wie bei jungen Menschen sind Reize auch beim Betagten wichtig, damit die wichtigsten Funktionen aufrecht erhalten bleiben. In diesem Kapitel beziehe ich mich auf die Erkenntnisse von Dr. F. Stengel, 1995 und auf meine praktischen Erfahrungen.

Gedächtnistraining bedarf im Konzept einiger Überlegungen. Gedächtnistraining ist für Menschen in jedem Lebensalter wichtig. Solange ein Mensch in

                    Integratives Pflegekonzept® Maria Riedl

Ausbildung oder in seinem Beruf steht, wird ihm in der Hirnleistung sehr viel abverlangt.

Im Alter werden von Familienangehörigen, aber auch von Betreuungspersonen die Anforderung an das Gedächtnis reduziert.

In der Gesellschaft herrscht leider sehr oft die Meinung vor, dass Vergessen zum Alter gehört. Bei einem Menschen mit geistigem Abbau sind wir Pflegepersonen zuständig, die Gedächtnisleistung zu erhalten oder bei Bedarf zu fördern.

Überlegungen für erfolgreiches Lernen im Alter

Heute wissen wir, alte Menschen lernen nicht schlechter, aber in mehreren Hinsichten anders als jüngere. (Stengel 1995)

- Das Lernen im Alter dauert länger.

- Es gibt Anlaufschwierigkeiten, diese richten sich nach den Gewohnheiten von früher. War man z.B. ein Morgenmensch, wird Lernen am Morgen leichter fallen.

- Die Anfälligkeit für Außenstörungen bedarf einiger Überlegungen in der Pflege. Je nach Zustand des Patienten kann man sich für Einzeltraining oder Gruppentraining entscheiden.

- Für das Lernen ist ein Sinnbezug notwendig. Inhalte des Gedächtnistrainings sind mit biografischen Gegebenheiten zu überdenken. Die Gruppen sind so zusammenzusetzen, dass sich die Gruppenmitglieder wohl fühlen. Wie OT soll auch Gedächtnistraining ein Bestandteil der Begleitung sein. Einzeltraining kann gut während der Pflegearbeit eingebaut werden.

- Erfolgsbestätigungen für den Betagten sind wichtig. Deshalb sind Aufgaben so zu stellen, dass sie gelöst werden können.

- Anknüpfungen an früher Gelerntes sind zu erstellen. Betreibt man Biografiearbeit, sind diese Verbindungen leicht zu finden.

- Emotionale oder soziale Schäden können Lernen im Alter behindern. Deshalb achten Sie auf Signale, die ein Mensch bei verschiedenen Themen oder in verschiedenen Situationen zeigt.

- Es gibt Veränderungen beim Lernen im Alter, die sie als Begleiter wahrnehmen sollen. Die Verlangsamung der Informationsaufnahme ist wohl die bekannteste Veränderung. Die Informationsverarbeitung ist ebenfalls verzögert. Das wird merkbar an der Reaktionsgeschwindigkeit. Das Kurzzeitgedächtnis verändert sich, Informationen aus dem Langzeitgedächtnis werden ohne Probleme aufgerufen.

- Die geistige Beweglichkeit, die Anpassungsfähigkeit lässt wie bereits erwähnt nach. Alte Menschen sind dadurch weniger flexibel. Die Risikobereitschaft kann sich verringern, wenn der Mensch merkt, dass er nicht mehr so schnell reagieren kann.

6.2.5 Gedächtnistraining (GT)

Ziele des Gedächtnistrainings

Die Ziele des GT sollen den Altersveränderungen gegensteuern. Bei pathologischen Veränderungen des Gedächtnisses ist symptomspezifisch vorzugehen.

GT soll:

- Das Kurzzeitgedächtnis und das Langzeitgedächtnis trainieren

- die Wachheit fördern

- die Konzentrationsfähigkeit fördern

- die Merkfähigkeit steigern

- die Wortfindung trainieren, die Formulierung bereichern

- die Wahrnehmung sensibilisieren

- die Verarbeitung des Erlebten beschleunigen

- die Reaktionsgeschwindigkeit erhöhen

- das soziale Miteinander fördern

- helfen, die Zukunft gut integriert und lebenswert zu gestalten

Gedächtnistraining muss geplant passieren, sonst ist es nicht zielorientiert, sondern nur Zeitvertreib.

GT kann sich mit aktuellen oder mit Themen aus der früheren Zeit des Betagten beschäftigen. Der Zustand des Menschen entscheidet darüber. Wichtig sind aber auch aktuelle Themen, um die Frischgedächtnisleistung zu fördern.

Einige Gedächtnisübungen aus der Praxis, von mir erfolgreich erprobt:

1. **Wortpaare bilden**

   Sie geben den ersten Teil solcher Wortpaare an, der Betagte ergänzt.

   Mit Rat und ...

   Mit Sang und ...

   Mit Kind und ...

   Mit Pauken und ...

   Mit Blitz und ...

Schreiben Sie sich Anregungen von den Gruppenteilnehmern auf, sie bereichern Ihr Repertoire.

2. **Sprichwörter ergänzen**

   Sie geben den ersten Teil des Sprichwortes vor, die Teilnehmer ergänzen.

   Morgenstund hat ...

   Wer andern eine Grube ...

   Wer einmal lügt, ...

   Was du heute kannst besorgen, ...

3. **Sprichwörter nach vorne ergänzen**

   ... vor dem Fall.

   ... vom Himmel gefallen.

   ... als die Taube auf dem Dach.

   ... ist den Euro nicht wert.

4. **Sprichwörter zu einem Thema sammeln**

   Sprichwörter zum Thema Essen erfragen

   Liebe geht durch ...

   Hunger ist ...

Essen und trinken ...

Eigener Herd ...

5. Gebräuchliche Redensarten finden

Sie geben selber ein paar Beispiele vor.

Mit den Wölfen heulen,

Wasser zum Bach tragen,

zwischen zwei Stühlen sitzen, ...

Weitere Anregungen finden Sie im Band 2, Kap.5

6. Liedtexte, Gedichte, Gebete sammeln

Sie lassen sich bekannte Volkslieder, Gedichte und Gebete nennen und schreiben den Text auf. Der Text wird gemeinsam bis zur letzten Strophe gesammelt und anschließend gesungen, aufgesagt oder gebetet. Unterschiedliche Texte werden durchbesprochen.

7. Summenrätsel

In diesem Spiel suchen Sie möglichst viele Begriffe, die einer vorgegebenen Bedingung entsprechen. Sie können eine Zahl vorgeben oder auch nicht, z.B.:

Zehn weibliche Vornamen, die mit H beginnen.

Blumen, die im Sommer auf der Wiese blühen.

Orte in Österreich, die mit S beginnen.

Getränke, die mit M beginnen.

Speisen, die mit S beginnen.

8. Anagramme

Aus den Buchstaben eines vorgegebenen Wortes werden neue Wörter gesucht. Für dieses Spiel brauchen Sie Papier. Auf Flipchart geschrieben können die Teilnehmer gut mitlesen und kontrollieren. Für Betagte mit größeren Gedächtnisproblemen müssen einfache und kurze Worte gewählt werden.

Ich habe auch erfolgreich mit ausgeschnittenen Buchstaben gearbeitet und so die Worte zusammensetzen lassen. Dabei wird zusätzlich die Feinmotorik trainiert.

Versuchen Sie nun aus den vorgegebenen Wörtern neue zu bilden:

Alter:

alt, Tal, Rat, rate, real, ...

Kirsche:

ich, resch, sie, sei, her, hier, reich, riech, Ries, Reis, sehr, Kies, Ei, Ire, es, Resi, ihr, es, ...

9. Brückenrätsel

Zwischen den angegebenen Wörtern fehlt ein Brückenwort. Durch das gesuchte Wort entstehen zwei neue sinnvolle Wörter.

Rock............Maß	Kaffee..............Kaffee
Schoko.........Blech	Uhr................Uhr
Kinder..........Spatel	Garten............Garten
Hosen..........Rock	Geld..............Geld

Tipp: Erstellen Sie sich zu Trainingsthemen selber Brückenrätsel, z.B.:
Thema – Essen

Wiener	(Schnitzel)	Fleisch
Marmelade	(Brot)	Mehl
Salat	(Gemüse)	Teller

10. Motorische Übungen

Für die Reaktionsgeschwindigkeit sind motor. Fingerübungen und Körperübungen sehr wichtig.

Vor dem Essen könnten Menschen mit Denkstörungen z.B. Fingerübungen machen, um auf das Essen vorbereitet zu werden. Diese Übungen können sehr gut in die strukturierende Betreuung eingebaut werden.

Andere motorische Übungen werden entweder gezielt für ein Defizit gewählt oder in Trainings eingebaut.

11. Übungen für die Sinne

Das Nachlassen der Sinne ist ein häufiges Problem des Alter. Wie beim Körper ist auch das Training der Sinne zur Leistungsverbesserung notwendig.

Bauen Sie in das Gedächtnistraining Sehübungen, Tastübungen, Riechübungen, Schmeckübungen und Hörübungen ein.

Wählen Sie die Gruppe nach den feststellbaren Defiziten sorgfältig aus. Sie müssen unterscheiden, ob es sich um ein Spiel oder um gezieltes Training handeln soll.

Übungen für die Sinne müssen zum Trainingsthema passen, z.B.: Weihnachten - verschiedene passende Düfte.

12. Themenbearbeitung

Wählen Sie oder die Gruppenmitglieder ein Thema, das Sie im GT bearbeiten möchten. Überlegen Sie sich, ob das Thema geschlechtsneutral ist. Typische Frauenthemen und typische Männerthemen sind zu überlegen. Alle vorher angebotenen Spiele können in die Themenbearbeitung einfließen, z.B.:

Apfelstrudel backen:

Erfragen Sie alle Details, die wichtig sind um einen Apfelstrudel herzustellen. Lassen Sie verschiedene Meinungen zu. Wählen Sie die Gruppe so aus, dass die Teilnehmer zusammenpassen.

Sommer:

Erfragen Sie, was Sommer für die Gruppenmitglieder bedeutet. Überlegen

Sie Bekleidung und Aktivitäten in das Thema zu nehmen. Beziehen Sie Sommer auf Themen der Natur.

Ostern:

Diese Übung soll dazu dienen, um Brauchtum der früheren Zeit in Erinnerung zu rufen. Arbeiten Sie mit Inhalten aus der Religion, mit üblichen Tätigkeiten für dieses Fest.

Die Gruppe soll für das Können des Betagten korrekt gewählt werden, dann steht der Zielerreichung und dem Erfolg nichts im Weg!

6.2.6 Training der lebenspraktischen Fähigkeiten – Normalität – Reaktivierung

Die Normalität eines Menschen baut auf die Gewohnheiten im Langzeitgedächtnis auf. Das heißt, wenn das Kurzzeitgedächtnis nachlässt oder versagt, haben wir in der Begleitung zwei Möglichkeiten. Entweder versuchen wir den Betagten an die Gegenwart anzupassen, oder wenn das nicht mehr möglich ist, gilt es zu erfahren, wie ein heute Betagter bestimmte Tätigkeiten früher erlernt hat.

Die Normalität zulassen heißt, Betreuer passen sich an die Gewohnheiten des alten Menschen an. Reaktivieren ist ein Begriff, der von Böhm in die Pflege eingebracht wurde. (Böhm 1991, S. 69-86)

Jedes Training, jede Hilfebedürftigkeit eines abgebauten Menschen verlangt den Ansatz der Reaktivierung. Alle Bereiche müssen in der Art durchgeführt werden, wie es der Mensch in jungen Jahren erlernte.

Hier beginnt das Konzept für die Pflegeschemata von Pflegepersonen schwierig zu werden. Es gibt nämlich wenig Patentrezepte. Die Gewohnheiten eines Menschen verlangen individuelle Ansätze, verschieden nach Lebensbereichen.

Viele von Ihnen werden denken, dazu haben wir keine Zeit. Irrtum!
Wenn ein Mensch etwas so gemacht hat, wie er es früher gelernt hat, braucht er nicht mehr Zeit. Er macht es selber, nur anders als wir. Was wir brauchen, ist eine Haltungsänderung von Pflegepersonen. Wir müssen zuschauen und aushalten lernen.

Die Reaktionszeit oder Adaptionszeit

Wir dürfen Menschen, die eine verlängerte Reaktionszeit haben, nicht Hilfen anbieten, die sie nicht brauchen. Also sollen wir überlegen, braucht der Mensch Hilfe oder Zeit?

In vielen Fällen übertragen Pflegepersonen ihren Zeitdruck auf Betagte. Weil sie es eilig haben, soll der Betagte schneller handeln. Oft passiert diese Fehleinschätzung der Zeit sehr unreflektiert, weil es fast normal ist, dass alte Menschen Hilfe brauchen. Man könnte argumentieren, wenn ein alter Mensch die Hilfe nicht möchte, könnte er sie vernünftiger Weise ablehnen. Leider sind Betagte von ihrer Prägung her gewöhnt, dass Pflegepersonen zum Helfen anwesend sind.

Doch die Aufgaben der Pflege haben sich verändert, besonders die Anforderungen an die Altenpflege. In den 70-iger Jahren, als ich in den Beruf als Schülerin einstieg, wurden alte Menschen tatsächlich in das Bett gepflegt. Man nahm ihnen alle Tätigkeiten ab.

Heute weiß man, dass Fachpflege heißt, Ressourcen aufrecht zu erhalten und Defizite zu beheben. Nach eingehender Pflegediagnose wird klar, welche Defizite trainierbar sind und welche belassen werden.

Training der lebenspraktischen Fähigkeiten nach dem Normalitätsprinzip

E. Böhm: „Lasst die Alten normal sein, gebt ihnen ihre Normalität zurück.“

Das Erarbeiten der Normalität bei alten Menschen sah ich als meine Aufgabe. Als Praktikerin nahm ich das Modell der Lebensaktivitäten von Roper. Ich ergänzte mit meinen Erfahrungen und spreche im Konzept von Lebensbereichen.

Es gilt **Normalität für alle körperlichen Lebensbereiche** zu überdenken, die in 24 Stunden pflegerischer Begleitung relevant sind.

Wenn wir von den Patienten die Prägungsphänomene, vereinfacht ausgedrückt die alten Gewohnheiten, kennen, ist es einfach sie normal sein zu lassen.

Wir sollen von unserer Schulprägung der Pflegeausbildung abweichen und abwägen, ob die Ausführung einer Handlung zugelassen werden kann, wie der Patient sie selber machen würde.

Oft zeigen sich auch Angehörige schwierig. Ab und zu erlebte ich die Aussage: "Wir bezahlen für Pflege, also machen Sie." Sätze wie dieser kommen aus der emotionalen Situation, in der sich Angehörige oft befinden. Was Pflege ist, weiß die Fachkraft.

Ein anderes Problem machen oft Mitarbeiter aufgrund ihrer Prägung. Früher musste unter großem Zeitdruck gepflegt werden. Die Pflegeperson, die in kurzer Zeit die meisten Patienten waschen konnte, war die beste. Lernte man in dieser Zeit Pflege, heißt es für die Betreuungspersonen jetzt umlernen. Aus eigener Erfahrung weiß ich, wie schnell man im Stress in dieses alte Muster zurückfällt. Pflegen nach den Ansätzen von Normalität heißt also, sich täglich neu zu motivieren und verlangsamtes Tempo und Gewohnheiten anderer auszuhalten.

Der Normalisierungsgrundsatz verlangt aber auch Überlegungen, ob bestimmte Diagnosen diese Ideen zulassen. Gefährliche Pflege kann nicht mit der Ausrede: „Das ist für diese Person normal", abgetan werden.

Normalität von damals

Meine Erfahrung beschreibt vor allem Menschen, die heute zwischen 70 und 90 Jahre alt sind, aus bäuerlichem Milieu stammen und im Bundesland Salzburg aufgewachsen sind. Die Beispiele stammen aus meiner Praxis. Sie sind begrenzt, doch könnte man mit den Erfahrungen von einigen Jahren Biografiearbeit ein eigenes Buch füllen.

Die gute alte Zeit, von der wir sprechen, schrieb sehr strikt vor, wie das Leben zu geschehen hatte. Ein Mensch hatte Tätigkeiten in seiner Familie gelernt und diese wieder an seine Kinder weitergegeben. So übertrugen sich bestimmte Gewohnheiten über Generationen. Dazu kam, dass die Schicht einer Familie meist beibehalten wurde, die Region, die so genannte Heimat von der Mehrzahl alter Menschen nicht freiwillig verlassen wurde.

Daraus entwickelte sich Volksweisheit, Brauchtum, Wissen des Volkes. In der erfolgreichen Reaktivierung gilt es, an diese Volksweisheit alter Menschen zu erinnern. Biografiearbeit verlangt diese Weisheit zu erfahren und zuzulassen. Reaktivieren heißt in diesem Sinne auch dem Regressionsverhalten entgegen zu wirken wie in Kap. 4.8 beschrieben. Das Ziel heißt: Von der Regression zum zeitangepassten Verhalten zu kommen. Je nach Grunderkrankung wird das mehr oder weniger möglich.

Körperpflege

Der alte Mensch war nach Herkunftsschicht verschieden gewohnt sich zu waschen. Die Waschutensilien waren andere als heute. Das Badezimmer fehlte in bestimmten Schichten. Ein Waschtrog in der Küche, in dem zuerst meist der Vater, dann die Mutter und zum Schluss die Kinder eintauchten, war der Vorgänger unserer heutigen Wannen.

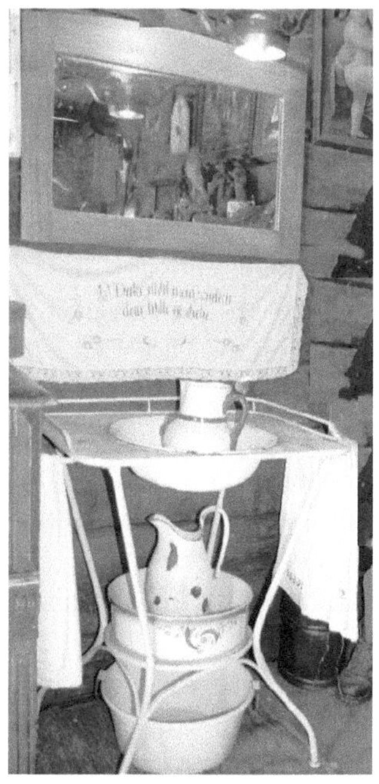

Für dieses Waschritual brauchte man ein Motiv, weil das Wärmen des Wassers entsprechend schwierig war zu Zeiten, in denen es keinen Elektroherd und keinen Boiler gab. Für die tägliche Körperpflege wusch man sich im Freien unter fließendem Wasser.

Ein alter Mann erklär mir, bei ihm zu Hause kamen junge Schafe vor der Familie in den Waschtrog, dadurch wurde das Wasser weich.

Kleidung

Männer und Frauen hatten je nach Herkunftsschicht verschiedene Bekleidungsvorschriften. Wochentags- und Feiertagskleidung musste streng unterschieden werden. Frauen- und Männerkleidung ebenfalls. Dienstboten mussten von den Bauern klar zu unterscheiden sein. Kinder bekamen nur gebrauchte Kleidung von älteren Geschwistern.

Ein alter Mann, der auf einem Kinderfoto ein Kleid anhatte, erklärte mir, leider habe er nur ältere Schwestern gehabt, darum diese Bekleidung.

Sprichwort: „Die Männer haben die Hosen an".

Essen

Es gab nur saisonale Küche. Vorratshaltung fiel in den Bereich der Frau. Der Mann bekam größere Portionen, er musste in den Augen der Gesellschaft am meisten arbeiten um die Familie zu ernähren. Herr und Dienstboten durften nicht am selben Tisch essen. Dienstboten bekamen auch anderes Essen als die so genannten Brotgeber.

Lebensregeln: „Essen wie ein Drescher"; „Dessen Brot ich esse, dessen Lied ich singe."

Trinken

Malzkaffee, Magermilch (Milch mit Wasser verdünnt), Buttermilch, Essigwasser, Brunnenwasser, Wasser mit Marmelade, Tees waren übliche Getränke. Mineralwasser, aromatisierte Tees, Limonaden gab es nicht.

Sprichwort: „Was der Bauer nicht kennt, frisst er nicht."

Frau sein

Die Frau war zuständig für die Küche, die Erziehung der Kinder, für die Moral in der Familie, für die Versorgung von alten Menschen in der Familie, für Haus und Hof. Diese Tätigkeiten werden auch als die drei K's der Frau beschrieben, sie stehen für Kinder, Küche, Kirche. Die Frau musste vor allem dem Manne untertan sein. Die meisten Frauen hatten keinen Besitz und strebten diesen auch nicht an. Zufriedenheit erreichte eine Frau durch ihr Ansehen in der Gesellschaft und durch die Familie.

Eine alte Dame erzählte mir voll Freude, sie bekam mit 75 Jahren den ersten Goldring und fühlte sich entsprechend reich.

Sprichwort: „Sei immer sittsam, treu und edel, mit einem Wort: ein nettes Mädel."

Mann sein

Der Mann war der Chef, er war für das Verdienen zuständig. Frauenarbeit und Männerarbeit waren streng getrennt. Er hatte das Anschaffen. Männer gaben die Regeln für die Frau vor. Wirtshausbesuche waren nur den Männern erlaubt. Harte Strafen für Kinder wurden vom Vater durchgeführt. Der familienälteste Mann hatte die größten Rechte.

Sprichwort: „Der Herr im Haus bin ich."

Beschäftigung

Es gab keine Vierzig-Stunden-Woche. Für die Arbeit mussten oft lange Wegstrecken in Kauf genommen werden. Für Freizeit blieb wenig Zeit. Arbeiten war ein Lebensziel, um sich mit dem Entgelt etwas schaffen zu können. Menschen waren gewohnt, unabhängig vom Wetter viel Zeit im Freien zu verbringen.

Sprichwort: „Arbeit ist der Welten Lohn."

Viele in der Landwirtschaft Beschäftigte wurden einmal im Jahr ausbezahlt und zwar an Maria Lichtmess, wie dieser Tag als Bauernfeiertag hieß. An diesem Tag mussten Dienstboten fragen, ob sie am selben Hof bleiben könnten oder schlenkern müssten.

Ein Mann (1916 geboren) erzählte, er bekam in jungen Jahren 60 Schilling Jahreslohn. Das war ein Durchschnittsgehalt für Knechte in dieser Zeit.

Tagesstruktur
Viele Kinder, lange Wegstrecken und keine Regelung der Arbeitszeit verlangten frühes Aufstehen, kein Strom verlangte frühes Zubettgehen.

„Mit den Hühnern aufstehen, mit den Hühnern zu Bett gehen."

Dies war auch dadurch bedingt, dass es in alten Bauernhäusern keinen Strom, natürlich auch kein Radio oder Fernsehen gab. Die Hauptarbeitszeit war in der Landwirtschaft bei Anbruch des Tageslichtes. Man begann mit Feldarbeiten, dann kam die Arbeit im Stall.

Schlaf
Viele Familienmitglieder schliefen in einem Schlafraum. Das gab Wärme, Schutz, ...

„Ein gutes Gewissen ist ein sanftes Ruhekissen."

Mehrere Menschen in einem Bett halfen auch sich gegenseitig zu wärmen. Die Schlafräume waren nicht geheizt. Wenn jemand krank war, gab es so genannte Wärmsteine ins Bett. Aber ein Gesunder müsse sich selber erwärmen können.

Toiletten waren meist über den Hof erreichbar. Der Nachttopf unter dem Bett war Standard des Schlafzimmers. Wecker gab es nicht. Wenn es Tag wurde, musste aufgestanden werden. Der Hahn krähte den Morgen ein.

Einrichtung

                    Integratives Pflegekonzept® Maria Riedl

Küche und Schlafzimmer waren die Räumlichkeiten in bäuerlichen Familien. Die Knechte fanden ihre Bleibe oft in Stallnähe.

Das Reich der Frau war die Küche, der Mann hatte seine Räumlichkeiten dort, wo sich sein Arbeitszeug befand, z.B. im Keller, in der Werkstätte, in der Natur.

„Eigener Herd ist Goldes wert." „Ein Fahrrad und eine Frau leiht man nicht her."

Ein alter Mann, der auf einem Bergbauernhof lebte, erzählte mir, sein erstes Fahrrad hätte keine Bremsen gehabt. Aber es war toll. Man musste nur so schlau sein, sich einen Gegenhang zu suchen, wenn man bergab stehen bleiben wollte.

Lebenssinn
Lebenssinn war in erster Linie, den Familienbetrieb weiterzuführen.

Die Lebensregel: „Schuster bleib bei deinen Leisten" war der dazugehörige Appell.

Eine Familie zu gründen war Lebensziel. Familien, die in der Gesellschaft angesehen waren, lebten selbstverständlich nach der Lehre der katholischen Kirche. Ein Lebenswerk zu schaffen, Besitz zu erwerben war für Männer das höchste Ziel.

Kinder für die Altersversorgung zu haben war normal für diese Zeit.

„Sage mir mit wem du umgehst, ich sage dir wer du bist."

Heimat
Heimat ist dort, wo man ist bekannt ist, geschätzt wird. Man kennt die Gegend, man weiß, wie man sich benimmt.

„Vergesse nie die Heimat, wo deine Wiege stand, du findest in der Fremde kein zweites Heimatland."

Diese Aufzählungen könnten lange fortgeführt werden. Ich möchte darauf hinweisen, dass je nach Schicht, Region, Generation individuelle Überlegungen anzustellen sind.

6.3 Maßnahmen aus den Gewohnheiten, der Normalität eines Menschen

Maßnahmen aus der Normalität eines Menschen werden von seinen Gewohnheiten, von seiner Prägungszeit abgeleitet. Normalität klingt sehr einfach. Im Pflegealltag braucht ein Team oft relativ lange, von eigenen Pflegeschemata abzugehen und Gewohnheiten des Betagten zuzulassen.

Im integrativen Konzept gilt das Gebot: Die Weisheit des Alters nützen. Das gilt nur für alte Menschen, die sich nicht an Neues anpassen können. Wichtig ist, Normalität muss erlaubt werden. Also zulassen, was alte Gewohnheit war. Ich zähle Erfahrungen aus meiner Praxis auf.

Tipps zur Normalität

Waschen

Je nach Zustand des Betagten muss die Häufigkeit von Körperpflege überlegt werden. Suchen sie ein Motiv für Körperpflege aus der Sicht des alten Menschen. Vermeiden Sie ungewohnte Einmalprodukte. Nützen sie Ressourcen!

Versuchen sie Körperpflege für den Alltag so zu gestalten, wie es für den Betagten Gewohnheit war. Vergessen Sie nicht das Verbot der früheren Zeit, sich jemandem nackt zu zeigen.

Geben Sie ausreichend Zeit! Dosieren Sie die Hilfeleistung. In meinen Vorträgen sage ich: „Es kann nicht sein, dass wir aus Zeitgründen die Körperpflege übernehmen und am Vormittag bekommt der Patient ein Training zur Feinmotorik von der Ergotherapeutin. Normal ist, dass der Mensch zuerst seinen Körper pflegt. Wenn dann noch Zeit und Kraft bleiben, brauchen wir andere Trainings."

Kleiden

Vergessen Sie nicht: „Kleider machen Leute!" Achten Sie auf gewohnte Alltags-, Arbeits- und Sonntagskleidung. Ich meine damit, Kleider haben früher die Geschlechterrolle, die soziale Rolle, die Teilnahme am Kirchenfest bestimmt.

Vermeiden Sie Sportbekleidung, z.B. Jogginganzüge für alte Frauen, die in ihrer

Jugend keine Sportbekleidung hatten. Denken Sie an die soziale Rolle, die ein Mensch spielte, denken Sie an Bekleidung aus der Herkunftsschicht. Welche Farben wurden früher bevorzugt? Welche Schnitte entsprechen der Tradition? Denken Sie an gewohnte Beinkleidung.

Verschlüsse müssen überdacht werden, z.B. gab es Reißverschlüsse in Österreich erst nach dem zweiten Weltkrieg. Die Häufigkeit des Kleiderwechsels ist zu überlegen. Passt etwas nicht in ihre Vergangenheit, verstecken alte Menschen oft die Wäsche. In der Häufigkeit des Kleiderwechsels ist die Kluft zwischen Jung und Alt besonders groß.

Essen

Achten Sie auf genügend Hausmannskost im Heim, aber auch daheim, wenn Sie für einen alten Menschen kochen. Welches Geschirr passt zur Prägungszeit? Gibt es genügend saisonales Obst und Gemüse? Haben Sie Hilfsmittel, wie Schnabelbecher, Esslatze, usw.? Stimmt das Essen bei diversen Anlässen und Festen?

Ähnelt die Atmosphäre beim Essen der Situation von früher? Die Tischsitten sind je nach Schicht zu überlegen. Bestimmtes Essen war an Tage des Brauchtums gebunden, z.B. in unserer Region Würstelsuppe am Hl. Abend, Spinat am Gründonnerstag, fleischfrei am Freitag ... Die traditionellen Speisen unterscheiden sich nach der Region.

Vergessen Sie nicht: „Essen und Trinken halten Leib und Seele zusammen." Vielleicht ist ein Tischgebet wie früher wichtig, um mit ruhigem Gewissen essen zu können.

Trinken

Bieten Sie ausreichend bekannte Getränke von früher an? Versuchen Sie selbst gemachte Säfte, Marmeladen, selbst getrocknete Tees, Milch, usw. Überlegen Sie die Hilfsmittel zum Trinken.

Kühlschrankkalte Getränke entsprechen nicht der Gewohnheit, weil es keine Kühlschränke gab. Essen und Trinken im Bett geben dem Menschen die Krankenrolle und hindern ihn an der Selbstständigkeit.
Überlegen Sie bei Essen und Trinken ihre Gewohnheiten in der Pflege. Mundgerechtes Herrichten der Speisen und Getränke, ist das notwendig? Brauchen

die Bewohner wirklich vorgezuckerten Kaffee, gestrichenes Butterbrot, Breikost,...?

Beschäftigung

Überdenken Sie Ihre Angebote nach Männer- und Frauenarbeit! Wichtig ist bei vielen alten Menschen, dass ein Produkt entstehen muss, das etwas wert ist!

Vom biografischen Ansatz her überlegt ist wichtig, ob ein Mensch unter freiem Himmel oder sozusagen unter Dach gearbeitet hat. Für viele Menschen sind regelmäßige Ausflüge und Beschäftigungen in der Natur wichtig. **Leben im Alter muss auch Leben in und mit der Natur sein.**

Bedenken Sie auch, ob jemand einen Chef braucht oder ob er selber Chef sein muss, um zufrieden zu sein.

Die Beschäftigungen sollen der gewohnten Wochenstruktur angepasst sein! Setzen Sie Beschäftigungen in der strukturierenden Betreuung so an, wie es dem normalen Ablauf entsprochen hat, z.B. Salat für das Mittagessen muss vor dem Mittagessen zubereitet und zu Mittag gegessen werden.

Unterscheiden Sie: Was ist Arbeit, was ist Freizeitbeschäftigung? Der Mensch braucht Arbeit, um ein Motiv zu haben, das Bett zu verlassen. Er braucht auch Arbeit, um Geld zu verdienen. Er braucht Arbeit, um seine soziale Identität zu erhalten. Für die Überlegungen von Pflegenden ist wichtig zu bedenken, dass wir Beschäftigungen finden, die der alte Mensch auch im Alter machen kann.

Das Motto: Am siebten Tage sollst du ruhn. Mit diesen Überlegungen sind auch regelmäßige Freizeitbeschäftigungen und Feste im Jahreskreis zu überlegen.

Finanzen

Was immer an Arbeit angeboten wird, Geld- oder Tauschhandel gehört zum Sein der früheren Zeit. Oft getrauen sich Betagte nicht zu essen oder zu trinken, weil sie kein Geld zum Bezahlen haben. Freizeitaktivitäten werden nicht angenommen, man hat kein Geld.

Nach dem Motto „Ohne Geld keine Musik" ist für Eigentum beim Bewohner zu sorgen. Viele Abgebaute sammeln genau deshalb, damit sie etwas tauschen können, um zu Geld zu kommen. Hat ein Betagter sein eigenes Geld, werden

Sie merken, dass es auch Wünsche gibt einzukaufen. Bedenken Sie, ein Mensch, der Heimbewohner wird, lässt meist seinen gesamten Lebensbesitz zu Hause. Das Lebenswerk ist Vergangenheit. Viele werden sogar noch von Angehörigen regelmäßig daran erinnert, wie teuer Heimplätze sind.

Schlaf

Sorgen Sie für natürliche Müdigkeit am Abend. Die innere Uhr eines alten Menschen kommt im Alter oft zurück! Denken Sie an Rituale eines Menschen, die er zum Schlafen brauchen könnte: Ein Nachtlicht, offenes Fenster, keine Heizung, Nachttopf unterm Bett, ein Gebet, ein nettes Gespräch, u.v.a.

Sorgen sie dafür, wenn ein Abgebauter nachts munter wird, dass er Anpassungshilfen vorfindet, um der nächtlichen Verwirrtheit vorzubeugen. Bedenken Sie, ein alter Mensch braucht im Schnitt nur maximal sechs Stunden Schlaf. Richten Sie die Schlafenszeiten danach aus.

Plädieren Sie nicht unüberlegt für Schlafmittel, wenn der Nachtrhythmus nicht stimmt und es zu mehreren Wachzeiten kommt. Schlafmittel falsch eingesetzt und dosiert wirken sich sehr nachteilig für die Gesamtleistung am Tag aus.

Tagesstruktur

Achten Sie in der Zeitstrukturierung auf den gewohnten Rhythmus der Betagten. Viele wurden auf starre Zeiten erzogen. Die Woche, das Monat, das Jahr waren klar strukturiert. Pünktlichkeit wurde anerzogen.

Um pünktlich zu sein, bedarf es der Hinweise zur Zeit. Diese Strukturen geben Sicherheit, Zuversicht und Chancen für Betagte sich zurechtzufinden und autonom zu bleiben.

Erheben Sie, wann der Betagte früher aufstehen musste, um zur Arbeit zu kommen. Wie waren die Zeiten im Haushalt der Frau? Gab es einen Wochen- oder Monatsrhythmus?

Einrichtung

Ein Heim ist meistens das letzte Daheim eines alten Menschen. Überlegen Sie, was Sie selber brauchen, um sich an einem fremden Ort heimelig zu fühlen!

Für Menschen mit Gedächtnisveränderungen werden oft sogar die eigene Wohnung und Umgebung zum Problem. Hinweise zur Orientierung werden notwendig, sonst entstehen Fehlhandlungen ausgelöst durch örtliche Desorientiertheit.

Sie alle kennen das Bitten und Flehen speziell am Abend, wenn es finster wird, nach Hause zu dürfen. Bekannte Gegenstände aus der guten alten Zeit, Erinnerungsstücke, Bilder,... könnten ein neues Daheimgefühl ermöglichen.

Oft wird die technische Ausstattung eines Heims zum Problem, wenn sich ein Mensch nicht mehr anpassen kann! Elektroherde, Kühlschränke, Wasserspülungen auf der Toilette... bleiben unbenützt. Rundrufanlagen lösen oft paranoide Ideen aus.

Heimat – Daheim
Ein Mensch ist dort daheim, wo er anerkannt wird, wo er seine Gewohnheiten beibehalten darf, wo seine Muttersprache gesprochen wird, wo sein Brauchtum gelebt wird, wo er sich am Rhythmus der Natur orientieren gelernt hat, wo er die Landschaft kennt.

Dort, wo er im Alter ist, was er in der Jugend war.

Lebenssinn
Viele heutige alte Menschen haben ihren Lebenssinn auf den Glauben der katholischen Kirche aufgebaut. Brauchtum, Leben im Jahreskreis, regelmäßige Messen gehören in das Leben alter Menschen.

„Die Feste feiern wie sie fallen" soll heißen, dass Sie sich Gedanken machen, wie und wann gestalten Sie Feste. Überlegen Sie die Zeit, die Kleidung, die Räumlichkeiten, die dazugehörige Gesellschaft.

In diesem Kapitel konnte ich Ihnen nur einige Tipps zum Thema Normalität anführen. Diese Ideen müssen im täglichen Alltag erweitert werden.

Meine Ideen gelten besonders für die bäuerliche Schicht im Raum Salzburg. In anderen Bundesländern, in anderen Schichten, in anderen Generationen werden Sie andere Erfahrungswerte sammeln können.

6.3.1 Individuelle identitätserhaltende, biografische Maßnahmen

Normalität wird aus der kollektiven Prägungsgeschichte von Menschen, individuelle Maßnahmen werden aus der individuellen Biografie abgeleitet.

Ziel von Maßnahmen aus der individuellen Biografie eines Menschen ist die Erhaltung der Identität eines Betagten, wo immer er lebt. Die persönliche und die soziale Identität müssen aufrecht erhalten bleiben. Traumatische Ereignisse, die die Identität beeinflusst haben, sind zu interpretieren und zu berücksichtigen.

Die Säulen der Leiblichkeit, des sozialen Netzes, der Arbeit, von materieller Sicherheit, von Werten müssen aufgebaut werden. Einbußen werden aufgrund von Alter und diverser Erkrankungen zu finden sein. Aber es wird für jeden Menschen, wenn wir seine Biografie wissen, eine Befindensverbesserung durch Identitätsförderung geben.

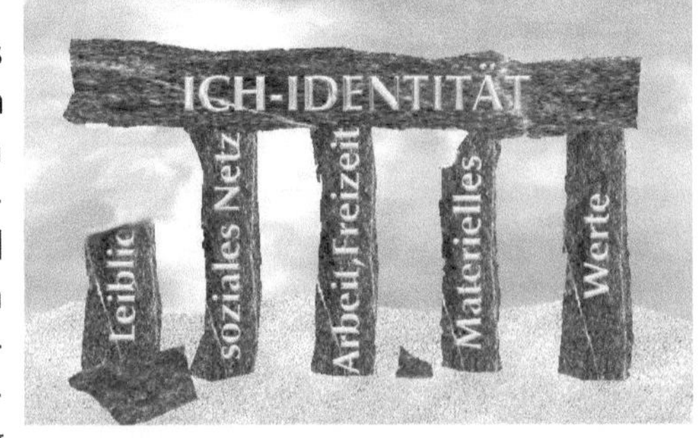

Maßnahmen zur Stärkung der Leiblichkeit:

Menschen die zeitangepasst denken, können klar fordern, was für die Stabilisierung dieser Säule wichtig ist.

Nehmen wir bei kognitiv veränderten Menschen an, das Aussehen war für eine Person in jungen Jahren ein wichtiger Faktor zur Zufriedenheit. Mit Fotos von früher kann das Erscheinungsbild verbessert werden. Jüngere Pflegepersonen dürfen nur nicht davon ausgehen, was uns gefällt, würde auch den Betagten zufrieden stellen.

Das Thema Gesundheit ist ebenfalls von biografischer Seite zu beleuchten. Viele Menschen früher mussten erleben, dass nur der gesunde Mensch volles Ansehen in der Gesellschaft hatte. Männer waren kriegstüchtig, Frauen waren fähig viele Kinder zu gebären. Banalisieren wir deshalb Schmerzäußerungen von alten Menschen nicht.

Viele könnten Existenzängste bekommen, wenn wir ihnen nicht zur Verbesserung der Leiblichkeit verhelfen.

Lebensweisheiten dazu:
Was du heute kannst besorgen, das verschiebe nicht auf morgen!
Im Bett sterben die Leute!

Maßnahmen zur Verbesserung der Säule Soziales Netz, Sozialwelt:

Die Familie war für die Versorgung alter Menschen zuständig. Wir könnten, wenn das biografisch wichtig ist, zur Aufrechterhaltung familiärer und sozialer Kontakte beitragen.

Viele Angehörige, Freunde, ehemalige Arbeitskollegen bleiben fern, weil sie den alten Menschen nicht verstehen. Nehmen wir allen früheren Freunden und Familienmitglieder die Angst vor Verhaltensauffälligkeiten. Begleiten wir Familien und Bekannte, wenn diese zu Besuch kommen.

Es ist für den Betagten ein Beitrag zur Sicherung seiner Identität, wenn er der geliebte Vater, sie die geliebte Mutter bleibt. Für die biografische Arbeit ist es wichtig, einer Person die soziale Rolle, das soziale Umfeld zurückzugeben.

Gebot dazu: Du sollst Vater und Mutter ehren, auf dass du lange lebest und es dir wohl ergehe auf Erden!

Maßnahmen zur Stabilisierung von Arbeit, Leistung, Freizeit:

Aus der Interpretation wird das Arbeitsverhalten eines Menschen klar. Um diese Säule zu stabilisieren, muss eine adäquate Arbeit gefunden werden, für die es Entlohnung oder Belohnung gibt.

Die Wochenstrukturierung ist dabei wichtig. Es gab früher in jeder Schicht große Unterschiede zwischen Werktag und Sonntag. Freizeitbeschäftigung ist ebenfalls entsprechend biografischer Gewohnheiten zu wählen. Zu viel Freizeit darf es bei alten Menschen nicht geben, sonst kommt das Gefühl auf, nicht gebraucht zu werden, eine Last zu sein.

Sprichworte dazu: Ohne Geld keine Musik! Arbeiten bis zum Umfallen!

Maßnahmen zur Sicherung von materiellen Sicherheiten:

Die Bedeutung von Besitz, Wohnverhältnissen, Finanzen, Familiengröße wird durch die Erzählungen des alten Menschen bekannt. Denken wir für sein Wohlbefinden nach, wie der Betagte zu Besitz kam.

Wie wichtig sind persönliche Wertsachen, wenn ein Mensch zum Heimbewohner wird? So wie die Utensilien aus der Küche für die Frau, ist der Werkzeugkeller für den Mann wichtig.

Jedes Utensil, das an die gute alte Zeit erinnert, wird zum Juwel, wenn ein Mensch altert. Möbel, Geschirr, Vorhänge, Bettwäsche, Kleidung, Schmuck, Kopfbedeckung, Schuhe nach Herkunftsschicht könnten diese Identitätssäule aufleben lassen.

Sprichworte dazu: Schuster, bleib bei deinen Leisten!
Ohne Geld geht man nicht in die Welt!
Einem Angeber soll man etwas geben, einem Jammerer etwas nehmen.

Maßnahmen zur Aufrechterhaltung von Werten:

Die Zugehörigkeit zu Vereinen, zur Glaubensgemeinschaft macht viel von der individuellen Persönlichkeit aus.

Feste zu feiern, wie sie früher in den Familien gefeiert wurden, gibt ein gutes Gewissen. Leben, wie die Glaubensgemeinschaft es vorschreibt, zeigt den sogenannten anständigen Menschen in der Gesellschaft.

Teilnahme an Vereinsaktivitäten zeichnet die beliebten Mitglieder aus. Überlegen sie in der Impulssetzung die individuellen Bedürfnisse.

Gebot dazu: Du sollst den Tag des Herrn heiligen!

6.3.2 Maßnahmen bei verschiedenen Regressionsstufen

Ziel im Konzept ist, Maßnahmen entsprechend der erhobenen Regressionshöhe zu setzen. Die Regressionshöhe ist maßgeblich für das Gelingen einer Stabilisierung, Kommunikation, Interaktion oder Trainingsarbeit mit alten Menschen.

Die Tipps dazu stammen aus meiner Erfahrung.

Regressionsstufe 1 – Frühes Erwachsenenalter

Die Maßnahmen dieser Regressionsstufe verlangen Berücksichtigung von Schicht, Region und Generation.
Es zeigt sich ein Mensch, der sich noch gut anpassen kann, der Neues lernen kann. Bei Überforderung oder an sogenannten schlechten Tagen mit Stress wird die Veränderung des Kurzzeitgedächtnisses merkbar. Oberstes Gebot: An diesen Tagen Normalität zulassen!

Maßnahmen:

Normalität bzw. Gewohnheiten von früher zulassen, Orientierungstraining bei Anpassungsschwierigkeiten an neue Situationen anbieten. Gedächtnistraining und Aktivierung als Prävention.

Regressionsstufe 2 - Das Jugendalter

Die Maßnahmen dieser Stufe verlangen Schmäh aus der Region der Herkunft. Proteste sind für diese Stufe typisch. Witze, doppeldeutige Bemerkungen sind ein guter Ansatz.

Normalität zulassen, Toleranz bei Provokation oder Protesten.

Maßnahmen:

Aktivitäten zur Förderung von körperlicher und geistiger Fitness anbieten. Die Gruppe gibt Sicherheit. Die Angehörigen sind zu begleiten. Viele leiden unter der Veränderung des alten Menschen. Mit Schmäh und Witz arbeiten. Provokation akzeptieren. Anpassungshilfen bei Bedarf anbieten.

In dieser Stufe gibt es Tage, an denen der Patient unauffällig ist.

Regressionsstufe 3 – Späte Kindheit

Nachholbedürfnisse, die im Heranwachsen entstanden sind, werden eingefordert. Belohnung durch zusätzliches Essen oder Trinken, Belohnung durch vermehrte Zuwendung, Belohnung durch Wärme,... kann dieses Nachholbedürfnis oft stillen.

Die Dosis der Maßnahmen soll ab dieser Stufe von der Pflegeperson reguliert werden. Ab Stufe 3 leidet das Realitätsurteil von Betagten. Die so genannte Über-Ich-Bremse, das bekannte „Das tut man nicht!" lässt merklich nach.

Maßnahmen:
Die Orientierung trainieren, Gedächtnisübungen zur Anerkennung , körperliche Ressourcen fördern, Bedürfnisse abgeleitet von der Biografie stillen. Anleitung und Kontrolle wird in mehreren Bereichen notwendig!

Regressionsstufe 4 – Frühe Kindheit

Das Regressionsverhalten wird markant auffällig. Spiele, Lieder aus der Kinderzeit, Reime aus dieser Zeit sind wichtige Maßnahmen. Achten Sie bei der Ressourcenförderung, dass Sie Betagte nicht überfordern. Die Bezugsperson wird oft nach früheren Familienmitgliedern benannt.

Maßnahmen:
Die Orientierung kann mit einfachen Symbolen trainiert werden. Das Gedächtnis wird mit alten Liedern, Gebeten, Geschichten trainiert. Sie merken in der Zusammenarbeit, ob Ihr Trainingsplan passt.

Die körperlichen Ressourcen müssen durch Anleitung und Hilfe erhalten werden. Der Mensch braucht für bestimmte Aktivitäten viel Zeit und Geduld, er ist leicht abzulenken!

Einfachen Triebwünschen muss nachgekommen werden. Besondere Empfänglichkeit für Zärtlichkeit in dieser Stufe. Vermeintliche Rivalen werden oft verspottet. Sprachauffälligkeiten kennzeichnen diese Stufe.

Darauf achten, dass Betagte von der Regressionshöhe her zusammenpassen, sonst kommt es zur Überforderung. Viele Tätigkeiten müssen von der Betreuungsperson übernommen werden, weil das formale Denkvermögen für den logischen Ablauf nicht mehr ausreicht.

Regressionsstufe 5 - Säugling und das Kleinkind bis 3 Jahre

Märchen und Mythen geben Sicherheit. Orale und anale Phasen werden merkbar. Embryonale Haltung kann sich zeigen. Reaktionen werden sehr schwach.

Maßnahmen:
Die Bezugsperson ist wichtig! Ein Kuscheltier oder Spielzeug kann große Freude machen. Nestwärme und körperliche Zuwendung sind die wichtigsten Ansätze. Haut- und Mundreize sind wichtig. Beruhigende Sprache als Maßnahme ist wichtig! Reizüberflutung soll verhindert werden.

Merke: Oben angeführte Maßnahmen müssen zur Biografie, also zur Vergangenheit der Person passen!

6.3.3 Maßnahmen zur Motivation

Jeder Mensch hat für sein Handeln ein Motiv! Ein Impuls (= Anstoß) soll für den Betagten ein Motiv (= einen Beweggrund) erzeugen, einen Grund, sich physisch oder psychisch zu bewegen, eine Reaktion zu zeigen.

Möchten Sie einen Menschen motivieren etwas zu machen, überlegen Sie, ob derjenige ein Motiv dafür hat. Suchen Sie sich Motive seiner individuellen Persönlichkeit! Vergleichen Sie realistisch bei Tätigkeiten, die Sie verlangen oder erwarten, ob der Betagte oder ob nur Sie ein Motiv haben. Versuchen Sie, einen Patienten über die Säulen der Identität zu motivieren.

Z.B.: Schönheit bei Frauen; stark sein bei Männern; anständig sein bei Menschen mit gesellschaftlichem Druck; brav sein bei lobverwöhnten Kindern; fleißig sein, wenn man verdienen will; beten, wenn man anständig ist...

6.3.4 Maßnahmen entsprechend dem Temperament, Antriebs- und Ausdrucksverhalten

Aus der Biografie ist erkennbar, ob ein Mensch im Leben Sicherheit oder Risiko bevorzugte.

Menschen mit Risikofreude (Sympathikotone nach Böhm) vertragen Abwechslung, Lärm, große Gruppen, viel Bewegung, Tempo, Überraschungen..

Menschen, die im Leben Sicherheit bevorzugten (Parasympathikotone nach Böhm), brauchen genaue Überlegungen, wenig Lärm, wenig Abwechslung, langsames Tempo, geregeltes Leben.

Menschen, die gerne in Gesellschaft waren, reden oft auch gerne, brauchen jemand zum Reden.

Menschen, die Einzelgänger waren, handeln nach dem Motto: Reden ist Silber, Schweigen ist Gold!

Extrovertierte oder introvertierte Pat. erkennt man aus dem täglichen Zusammensein oder während der Biografieerhebung!

Wie ein Mensch auf Pflegemaßnahmen reagiert, ist oft Frage seines Grundtemperaments.

- Sanguiniker: Leicht, fröhlich
- Choleriker: Aufbrausend
- Melancholiker: Weinerlich
- Phlegmatiker: Langsam, träge.

Wichtig in der Begleitung: Der Mensch antwortet auf eine Maßnahme nach Antrieb, Ausdruck und Temperament.

Die erwartete Reaktion auf eine Maßnahme verrät oft das Temperament der Pflegeperson. Es ist eine Überlegung wert, ob die Grundtemperamente von Patient und Pflegeperson zusammenpassen.

6.3.5 Maßnahmen bei körperlichen Veränderungen

Fördern durch Fordern, ein wichtiger Ansatz! Wir müssen Defizite und Ressourcen im körperlichen Bereich genau einschätzen. Die Hilfen sind individuell anzubieten. Die Lebensbereiche von früher spielen in jedem körperlichen Training eine wichtige Rolle. Einen alten Menschen zu trainieren ist nach alten Gewohnheiten meist gut möglich. Die Selbständigkeit ist relativ einfach zu erhalten.

Trainieren wir aber nach unseren Gewohnheiten, wie ich es beschrieben habe (Riedl 2000), ist die Erhaltung der Selbständigkeit nahezu unmöglich. Für jede Rehabilitation nach einer akuten Erkrankung im Alter ist die Berücksichtigung biografischer Grundlagen von Wichtigkeit.

Die Berücksichtigung der verlängerten Reaktionszeit ist zu beachten. Überlegen Sie, wer braucht Hilfe, wer braucht Zeit!

Wichtig ist die Einigkeit im Team. Nach genauer Pflegediagnose müssen alle Teammitglieder die gleiche Hilfe anbieten oder verweigern. Eine Abweichung ist nur erlaubt wegen einer veränderten Tagessituation. Diese ist im täglichen Bericht nachzulesen.

Diese Maßnahmen klingen banal. Aus meiner Erfahrung weiß ich aber, dass sie ein Team fordern. Über die Details der Pflege, wie man z.B. eine Person mobilisiert, wäscht, kleidet, … reden wir viel zu wenig. Dazu kommen dann oft noch gekonnte Spiele unserer Patienten, die ab und zu behaupten: „Die andere Schwester macht das so."

Eine gute Grundlage für das gemeinsame Vorgehen ist die genaue Informationssammlung. Die Pflegeintensität muss in allen Lebensbereichen festgelegt werden. In meiner langjährigen Pflegepraxis hat sich folgende **Einteilung** bewährt:

- selbständig

- anleiten, motivieren, beobachten

- helfen

- übernehmen

- Palliativmaßnahmen

Im Band 3 „Pflegeprozess" gehe ich näher darauf ein.

6.3.6 Maßnahmen bei geriatrischen Erkrankungen im Alter

Geriatrische Erkrankungen, wie Demenz, Depression, Wahn, usw. verlangen besonderes Vorgehen von den Pflegepersonen. Die Elementarfunktionen sind oft gestört. Nach erstellter Pflegediagnose ist symptomspezifisches Verhalten angebracht. Maßnahmen zur Stabilisierung der Verhaltensauffälligkeiten sind je nach Grunderkrankung individuell zu setzen. Die genaue Diagnostik der Grunderkrankung liegt beim Facharzt.

Symptomspezifische Maßnahmen werden bei der Pflegevisite geplant und regelmäßig evaluiert.

                    Integratives Pflegekonzept® Maria Riedl

6.3.7 Maßnahmen zur Steigerung der Wachheit - Vigilanzsteigerung

Die Wachheit ist Voraussetzung für das Denken, für bewusstes Erleben, für die Anteilnahme am Geschehen. Sehr oft ziehen sich Betagte zurück, weil sie nichts interessant finden.

Der Alltag verläuft oft sehr eintönig. Zu Hause oder im Heim gibt es zu wenig Abwechslung. Um die Wachheit zu erhöhen, sind bei Patienten mit Veränderungen dieser Elementarfunktion genaue Trainingsprogramme zu erstellen. Auf Grundlage der Biografie können Interessen für den Betagten besser erkannt und in die Maßnahmen aufgenommen werden. An der Reaktion von Menschen erkennen Sie, ob ausreichend Wachheit vorliegt.

Fordern Sie bei allen pflegerischen Maßnahmen Reaktionen ein, gestalten Sie die Kommunikation entsprechend. Vermeiden Sie Ja-Nein-Antworten.

7. Die Einführung des Konzeptes

Um das Konzept in ein Haus oder auf einer Station zu installieren, bedarf es einiger Vorbereitungen.

Pflegepersonal, Heimhilfen, Angehörige müssen geschult werden. Die Frage, ob das Konzept in die Philosophie, zum Leitbild eines Hauses passt, ist der Ausgangspunkt, mit dem sich Führungskräfte auseinander setzen müssen. Die Forderung soll von oben an die Mitarbeiter herangetragen werden.

In den Jahren meiner ersten Umsetzungsversuche war die Zeit für Konzepte und Modelle nicht reif. Heute weiß man, dass Konzepte und Modelle die Grundlagen unseres pflegerischen Handelns bedeuten. Das Curriculum bietet seit 1997 in der Grundausbildung viele Möglichkeiten. Konzepte und Modelle haben einen fixen Platz bekommen.

7.1 Schritte zur Einführung des Konzeptes

Der überwiegende Teil des Teams ist zu schulen. Neben den Pflegepersonen sollen alle Mitarbeiter des Hauses Grundinformationen über das Konzept bekommen. Führungskräfte, Ärzte, Bewegungstherapeuten sind ebenso zu informieren wie Hausmeister, Reinigungsdamen, Küchenpersonal, ...

Angehörige, die zu Besuch kommen, werden ebenfalls geschult. Nach meiner Erfahrung genügen ein oder zwei Abendveranstaltungen für Nicht-Pflegepersonen, um Altenpflege und Begleitung aus einem anderen Blickwinkel zu sehen.

Der Betagte darf entscheiden, ob er aktiviert oder reaktiviert werden will! Es muss erlaubt sein, wenn ein Betagter „Nein" sagt. Kein Konzept darf den Menschenrechten widersprechen.

Meine Erfahrung sagt, dass 3-5 Jahre ins Auge gefasst werden müssen, damit das Konzept voll eingeführt und praktiziert werden kann.

7.1.1 Normalitätsprinzip

Die Pflege nach dem Normalitätsprinzip ist der erste praktische Schritt. Voraussetzung dafür ist, wir müssen uns mit den Gewohnheiten alter Menschen auseinander setzen. Pflegeschemata müssen verlassen werden, wir müssen uns den Gewohnheiten Betagter anpassen.

Der Tagesablauf, sämtliche Lebensaktivitäten und diverse Hilfsmittel müssen überdacht werden. Die Einheit des Personals in diesem Pflegekonzept ist anzustreben.

7.1.2 Pflegevisiten

Pflegevisiten sind ein Instrument zur Bewertung und Kontrolle unserer pflegerischen Tätigkeiten. Durch regelmäßige Pflegevisiten kann Pflegequalität gemessen und evaluiert werden. Wird jeder Klient, Patient oder Heimbewohner regelmäßig auf Pflegeprobleme und Ziele durchbesprochen, wird die Individualität in hohem Maße gefördert.

Bei Krankenhauspatienten ist die regelmäßige Pflegevisite für das Entlassungsmanagement von Bedeutung. In der Anamnese muss das Augenmerk auf die Pflegeintensität gelegt werden. Pflegevisiten sind regelmäßig zu terminisieren. Die Terminologie des Konzeptes ist durch Pflegevisiten zu erarbeiten und zu vertiefen.

                    Integratives Pflegekonzept® Maria Riedl

Ob der Bewohner teilnimmt, ist individuell zu entscheiden. Die Ergebnisse sind mit dem Bewohner zu besprechen, dieser entscheidet, ob die Maßnahmen für ihn passen!

In den Pflegevisiten sollen Symptome, Probleme definiert werden. Überlegen Sie, ob diese in das Konzept passen oder einen anderen Blickwinkel der Pflege verlangen.

Mit dem IPK-Diagnostik-Bogen (Band 3) werden körperliche und psychische Probleme und Ressourcen erkannt. Mit Zeitleiste und Erhebungsdokument werden Biografie und Identitätssäulen eines ganzen Menschen durchbesprochen.

7.1.3 Biografiearbeit

Sind die oben angeführten ersten Schritte im gesamten Team erfolgreich gesetzt, geht es an die Biografiearbeit. Biografien werden bei der Pflegevisite interpretiert.

Maßnahmen sind aus der Biografie und aus den Regressionsstufen abzuleiten. Besonders im Heimbereich muss überlegt werden, wann welche Maßnahmen durchgeführt werden können und ob das Personal ausreicht.

Im häuslichen Bereich sind Maßnahmen mit allen Betroffenen zu besprechen. Sonst wird für die Kundschaft nicht nachvollziehbar, wofür bezahlt wird.

Maßnahmen müssen regelmäßig evaluiert werden, wie im Pflegeprozess vorgeschrieben.

7.1.4 Der integrative Pflegeprozess

Der Pflegeprozess ist ganzheitlich zu führen, das bedeutet, körperliche und psychische Gesichtspunkte sind beinhaltet. Regressionsstufen und Biografien werden als Erweiterung gesehen. Für die praktische Umsetzung ist nach der Konzeptschulung oft eine Pflegeprozess-Schulung notwendig, um in der Pflegediagnostik den ganzen Menschen zu erfassen.

Was nicht dokumentiert ist, zählt nicht als belegbare Leistung der Pflege.

7.1.5 Zusammenwirken im Team

Das Zusammenwirken im Pflegeteam ist ein wichtiges Ziel im Konzept. Alle, die mit dem Klienten arbeiten, müssen informiert sein, warum die Maßnahmen durchzuführen sind. Auch Schüler, Praktikanten und Teilzeitkräfte müssen regelmäßig Informationen bekommen.

Falls nicht alle Teammitglieder geschult sind, wählen Sie einen Praxisanleiter, der die Nichtgeschulten mit dem Konzept vertraut macht. Praxisanleiter und Anwender des Konzeptes braucht man auch für das Einarbeiten von Schülern, Praktikanten und neuen Mitarbeitern.

7.1.6 Pflegerische Interventionen des Konzeptes

Überprüfen Sie, ob alle Interventionen an Ihrer Abteilung zu finden sind:

- Gerontologische Maßnahmen für die Aktivhaltung der Senioren

- Maßnahmen zur Anpassungshilfe für alte Menschen

- Interventionen zur Normalität in allen Lebensbereichen

- Biografisch-aktivierende und -reaktivierende Maßnahmen

- Maßnahmen aus der individuellen Biografie von Betagten

- Maßnahmen zur Identitätsstärkung

- Maßnahmen für den Bewegungstyp und das Temperament

- Maßnahmen bei geriatrischen Erkrankungen, abgeleitet vom Konzept

Die Interventionen müssen in die Dokumentation eingebunden sein. Maßnahmen müssen durch die Pflegediagnostik nachvollziehbar sein.

7.2 Hindernisse, das Konzept einzuführen

Wir entwickeln unser pflegerisches Handeln durch unsere Ausbildung, durch biografische Erfahrung, aber auch durch die Modelle, die uns in unserer beruflichen Laufbahn formen.

Viele von uns wurden zu einer Zeit im Beruf geprägt, wo Zeit, Kraft und Sauberkeit die Pflegehandlungen bestimmte. Die schnellste Schwester war die beste Schwester. Mit Patienten zu reden, fiel nicht in den Tätigkeitsbereich der Pflegeperson. Die Station musste blitzsauber sein. Die Hausordnung war unumstößlich. Der Patient hatte kein Mitspracherecht. Alte Menschen wurden in das Bett hineingepflegt.

Mit diesen Aufzählungen wird klar, warum die Einführung des Konzeptes schwierig ist. Pflegepersonen müssen diese Haltung ändern! Umlernen ist schwerer als Neulernen. In der Pflege treffen Personen mit sehr unterschiedlicher biografischer Vergangenheit zusammen. Das ist mit ein Grund, warum die Umsetzung des Konzeptes 3-5 Jahre dauert.

Angehörige oder die Gesellschaft messen gute Pflege an Bedienung und Sauberkeit. Ob ein Mensch dabei Schaden nimmt, dem wird viel zu wenig Bedeutung beigemessen.

Woher kommt das? Die Angehörigen unserer heutigen Betagten sind meist selber aus einer Generation, wo Pflege anders definiert war als heute. Selbst von Bewerbern in Pflegeschulen hört man heute noch immer: „Ich will den Beruf lernen, weil ich gerne helfe."

Helfen wollen ist wohl Grundvoraussetzung für einen Dienstleistungsberuf. Aber helfen wollen muss korrekt definiert und fachlich begründet sein.

Fest steht, dass man nicht durch „Helfen wollen in Überdosis" Betagte zu hilflosen Wesen degradieren darf. Übt man den Pflegeberuf professionell aus, ist die Aufrechterhaltung von Kompetenzen in den verschiedensten Lebensbereichen unsere Pflicht.

8. Resümee

Seit 1989 wurde ich zu Veranstaltungen und Kongressen eingeladen, um meine pflegerischen Ideen an Pflegepersonen zu vermitteln. Begonnen hat meine Vortragstätigkeit mit der praktischen Umsetzung der Reaktivierung, damals an der Station in St. Veit im Pongau.

Das Seniorenbüro in Salzburg veranstaltete als erste Institution Kursreihen im Bundesland Salzburg mit mir als Referentin. Dem damaligen Leiter Mag. E. Eiersebner und seiner Mitarbeiterin DGKS Ch. Platajs, verdanke ich meinen

Einstieg zum Referieren im Bundesland Salzburg.

Frau Schuldirektorin R. Hufnagl vom BFI-Salzburg ermöglichte meine ersten drei Seminartage für Pflegepersonen im Bereich der Altenpflege.

Frau Schuldirektor Sr. Theresia Höller ermöglichte mir ab 1989, die geriatrische Pflege an der Schule des KH Schwarzach/Pongau zu unterrichten. Ich wurde dadurch gefordert, Theorie und Praxis zu verbinden.

Heute gibt es Kursreihen und Fortbildungen über das Integrative Pflegekonzept (IPK) in sämtlichen Bundesländern in Österreich, aber auch in den Nachbarstaaten. Veranstaltet werden die Seminare von den Trägern der Häuser in Zusammenarbeit mit der AGPK.

Die Nachfrage macht es notwendig, Lehrer für das Integrative Konzept auszubilden. Ich bin mit den AGPK-Lehrern auf Kongressen und Veranstaltungen für Pflegeberufe zu finden.

Am gesundheitspädagogischen Zentrum in Innsbruck wird jedes Jahr eine offene Kursreihe angeboten.

Die Ausbildung zum Praxisanwender im Integrativen Konzept umfasst sechs Module zu zwei Tagen und ist prinzipiell auf etwa ein Jahr ausgedehnt, um zwischen den Modulen Erfahrung und Praxistransfer zu ermöglichen.

Durch den Kontakt mit ausgebildeten Praktikern ist es möglich, das Konzept weiter zu entwickeln. Heime, in denen Mitarbeiter ausgebildet sind und bereit, das Integrative Pflegekonzept praktisch umzusetzen und die Dokumentation des Konzeptes zu integrieren, werden vom Verein AGPK auf Ansuchen für jeweils zwei Jahre zertifiziert.

Einerseits ist es wichtig, durch Fortbildungen und Kursreihen innovative Ideen an Pflegepersonen zu vermitteln. **Andererseits denke ich, ist mein Hauptziel erreicht, in der Pflege von alten Menschen Verbesserungen herbei zu führen.**

Allen Betagten und Pflegepersonen, die seit Jahren meine Ideen mittragen, gilt ein herzlicher Dank.

Integratives Pflegekonzept® Maria Riedl

Mit dem Curriculum der Gesundheits- und Krankenpflege ist es möglich, Biografiearbeit und ganzheitliche Pflegediagnostik an Schüler der Ausbildungsstätten weiterzugeben.

9. Literaturverzeichnis

- Böhm Erwin (1991): Alte Verstehen, Grundlagen und Praxis der Pflegediagnose. Bonn: Psychiatrie Verlag

- Böhm Erwin (1999): Psychobiographisches Pflegemodell nach Böhm, Band I: Grundlagen. Wien, München, Bern: Verlag Wilhelm Maudrich

- Dilling Horst; Reimer Christian (1990): Psychiatrie und Psychotherapie. Berlin: Springer Verlag.

- Dührssen Annemarie (1990): Die biografische Anamnese unter tiefenpsychologischem Aspekt. Göttingen: Verlag für Medizinische Psychologie.

- Ehmann Marlies; Völkel Ingrid (2000): Pflegediagnosen in der Altenpflege. München: Urban& Fischer-Verlag.

- Fürstler Gerhard; Hausmann Clemens (2000): Psychologie und Sozialwissenschaft für Pflegeberufe 1. Wien: Facultas Verlag.

- Kappelmüller Irmgard (1987): Der Pflegeprozess. Wien: Facultas Universitätsverlag.

- Hausmann Clemens (2005). Psychologie und Kommunikation für Pflegeberufe. Wien: Facultas Verlag.

- Hurling Elke; Seel Mechthild (2001). Die Pflege des Menschen im Alter. Hagen: Kunz- Verlag.

- Krilla Veerle (2000): In: Thiemes Pflege. Stuttgart: Georg Thieme Verlag.

- Lauber Annette (2001). Grundlagen beruflicher Pflege. Stuttgart: Georg Thieme Verlag.

- Orth Ilse (2003): In: Lebensgeschichten erzählen. Paderborn: Junfermann Verlag.

- Petzold Hilarion u.a. (2003): Lebensgeschichten erzählen, Biographiearbeit, Narrative Therapie, Identität. Paderborn: Junfermann Verlag

- Petzold Hilarion (2004): Mit alten Menschen arbeiten. Konzepte und

Methoden sozialgerontologischer Praxis. Neuauflage in 2 Bänden. Stuttgart: Verlag pfeiffer bei Klett-Cotta.

- Riedl Maria (1998): Die Effizienz der Böhmpflege; Forschungsarbeit für den Hochschul-lehrgang für Lehrende in Gesundheits- und Pflegeberufen an der Universität Salzburg. Eigenverlag.

- Riedl Maria (2000a): Die Pflege des alten, geistig abgebauten Menschen. (S.365-383 in:)
  Anna Danzinger - Helga Götz - Johannes Rieder - Ingrid Unterberger (2000): Bausteine der Gesundheits- und Krankenpflege, Aus der Praxis für die Praxis. Wien - München - Bern: Verlag Wilhelm Maudrich

- Riedl Maria (2003): Impulse in der Psychobiografischen Reaktivierung, Teil 1: Orientierung. „Die Menschen sollen die Welt wieder verstehen können." AGPK-Magazin 2003/4

- Riedl Maria (2006a): Integratives Pflegekonzept, Band 1: Grundlagen. Norderstedt: Books on Demand

- Riedl Maria (2006b): Integratives Pflegekonzept, Band 2: Zeit- und Kulturgeschichte. Norderstedt: Books on Demand

- Riedl Maria (2006c): Integratives Pflegekonzept, Band 3: Pflegeprozess. Norderstedt: Books on Demand

- Ringel Erwin (1993): Das Alter wagen. Wien: Kremayr & Scheriau.

- Roper N; Logan W; Tierney A (1993): Die Elemente der Krankepflege. Basel: Recom Verlag.

- Roth Gerhard (2001): Fühlen, Denken, Handeln. Frankfurt/M: Suhrkamp-Verlag.

- Schachl Hans (1996): Was haben wir im Kopf? Die Grundlagen für gehirn-gerechtes Lernen. Linz: Veritas-Verlag.

- Sieber Hannes; Weh Bernhard (1995): Pflegequalität. Wien: Urban und Schwarzenberg Verlag.

- Stengel Franziska (1995): Leitfaden Gedächtnistraining. Stuttgart: Memo Verlag.

- Wittrahm Andreas (1994): Orientierungen zur ganzheitlichen Altenpflege. Bonn: Drümmler Verlag.

10. Abbildungsverzeichnis

Umschlagseite: Gemälde „Menschenbild" von Rudolf Haidutschek (Ausschnitt)
Alle Fotos und Grafiken ohne Herkunftsangabe von Lothar Riedl.

11. Stichwortverzeichnis

   Integratives Pflegekonzept® Maria Riedl